Salatacı 2023

Taze ve Sağlıklı Yemekler İçin Bir Rehber

Tuana Arslan

İçindekiler

Kleopatra'nın Tavuk Salatası 10

Tayland-Vietnam salatası 12

Noel Cobb Salatası 14

yeşil patates salatası 17

yanmış mısır salatası 20

lahana ve üzüm salatası 22

narenciye salatası 24

Meyve salatası ve marul 26

Elma ve marul salatası 28

Fasulye ve biber salatası 30

havuç ve hurma salatası 32

Kremalı Biber Salatası Sosu 33

Havai Salatası 35

yanmış mısır salatası 37

lahana ve üzüm salatası 39

narenciye salatası 41

Meyve salatası ve marul 43

Körili tavuk salatası 45

Çilekli Ispanak Salatası 47

Restoranda tatlı lahana salatası 49

Klasik Makarna Salatası 51

Rokfor peynirli armut salatası 53

Barbie'nin ton balıklı salatası 55

Tatil Tavuk Salatası 57

meksika fasulyesi salatası ... 59
Bacon Ranch Makarna Salatası ... 61
Kırmızı derili patates salatası ... 63
Siyah fasulye ve kuskus salatası ... 65
Yunan tavuk salatası ... 67
süslü tavuk salatası ... 69
Meyveli tavuk köri salatası ... 71
Harika tavuk köri salatası ... 73
baharatlı havuç salatası ... 75
Asya elma salatası ... 77
Squash ve orzo salatası ... 79
meyveli su teresi salatası ... 81
sezar salatası ... 83
mangolu tavuk salatası ... 85
Mozzarellalı portakal salatası ... 87
Üç Fasulye Salatası ... 89
Miso tofu salatası ... 91
japon turp salatası ... 93
Güneybatı Cobb ... 95
caprese makarna ... 97
Füme alabalık salatası ... 99
fasulye yumurta salatası ... 101
Ambros Salatası ... 102
Çeyrek salata ... 104
İspanyol biber salatası ... 106
mimoza salatası ... 108
Klasik Waldorf ... 110

Börülce salatası ... 112
Ispanak ve böğürtlen salatası ... 114
İsviçre peynirli sebze salatası ... 116
lezzetli havuç salatası ... 118
Marine edilmiş sebze salatası ... 120
Kavrulmuş Renkli Mısır Salatası ... 122
kremalı salatalık ... 124
Marine edilmiş mantar ve domates salatası ... 126
Fasulye salatası ... 128
Sarımsaklı Pancar Salatası ... 130
Mısır Turşusu ... 131
bezelye salatası ... 133
şalgam salatası ... 135
Elma ve avokado salatası ... 137
Mısır Salatası, Fasulye, Soğan ... 139
İtalyan sebze salatası ... 141
Deniz mahsüllü makarna salatası ... 143
Izgara Sebze Salatası ... 145
Lezzetli yaz mısır salatası ... 147
Karamelli çıtır bezelye salatası ... 149
siyah fasulye sihirli salata ... 151
Lezzetli Yunan Salatası ... 153
Harika Tay Salatalık Salatası ... 155
Protein açısından zengin fesleğenli domates salatası ... 157
Hızlı Salatalık Avokado Salatası ... 159
Orzo ve beyaz peynirli ağız sulandıran domates salatası ... 161
İngiliz salatalık ve domates salatası ... 163

babaannenin patlıcan salatası 165

Havuç, domuz pastırması ve brokoli salatası 167

Ekşi krema ile salatalık ve domates salatası 169

Domates tortellini salatası 171

Mayonez sosunda brokoli ve domuz pastırması 174

Salatalık kremalı tavuk salatası 176

Yaban turpu soslu sebzeler 178

Tatlı bezelye ve makarna salatası 180

renkli biber salatası 182

Tavuk salatası, kuru domates ve peynirli çam fıstığı 184

Mozzarella ve domates salatası 186

Baharatlı kabak salatası 188

Domates ve kuşkonmaz salatası 190

Nane, soğan ve domates ile salatalık salatası 192

Adas Salataları 194

Ayvar 196

bakdoonsiyyeh 198

Neden Rellena 199

kürtido 201

Gado Gado 203

Hobak Namul 205

Horiatiki Salatası 207

Kartoffelsalat 209

Kvasenaya Kapusta Provansal 211

Waldorf Tavuk Salatası 212

Zeytinli mercimek salatası, mükemmel ve beyaz peynir 214

Tay ızgara sığır eti salatası 216

Amerikan salatası..218

Kleopatra'nın Tavuk Salatası

İçindekiler

1 ½ tavuk göğsü

2 yemek kaşığı. sızma zeytinyağı

1/4 çay kaşığı ezilmiş kırmızı takviye gevreği

4 diş ezilmiş sarımsak

1/2 su bardağı sek beyaz şarap

1/2 portakal, suyu sıkılmış

Bir avuç dilimlenmiş düz yapraklı maydanoz

Kaba sodyum ve karabiber

Yöntem

Büyük bir yapışmaz paketi ocakta ısıtın. Sızma zeytinyağı ekleyin ve ısıtın. Ezilmiş boost, ezilmiş diş sarımsak ve tavuk göğsü ekleyin. Tavuk göğsünü her tarafı iyice kızarana kadar yaklaşık 5-6 dakika soteleyin. Sıvının ve filetoların yaklaşık 3-4 dakika daha pişmesine izin verin, ardından tavayı ocaktan alın. Kümes hayvanlarının üzerine taze sıkılmış limon suyu sıkın ve tatmak için artırılmış maydanoz ve tuzla servis yapın. Hemen servis yapın.

Eğlence!

Tayland-Vietnam salatası

İçindekiler

3 Latin marulu, doğranmış

2 bardak taze sebze fidesi, herhangi bir çeşit

1 su bardağı mükemmel dilimlenmiş daikon veya kırmızı turp

2 bardak bezelye

Çapraz olarak dilimlenmiş 8 yeşil soğan

½ çekirdeksiz salatalık, uzunlamasına 1/2 dilimlenmiş

1 litre sarı veya kırmızı üzüm domates

1 kırmızı soğan, dörde bölünmüş ve mükemmel şekilde dilimlenmiş

1 mükemmel sonuç seçimi taze, kırpılmış

1 seçim taze fesleğen sonuçları, kırpılmış

Pişirme koridorunda bulunan 2 x 2 onsluk dilimlenmiş fındık ürünleri paketleri

8 parça bademli tost veya anasonlu tost, 1 inçlik parçalar halinde kesilmiş

1/4 su bardağı tamari koyu soya sosu

2 yemek kaşığı. sebze yağı

Büyüklüğüne bağlı olarak 4 ila 8 ince tavuk pirzola

Yerden tuz ve taze karabiber

1 pound mahi mahi

1 olgun limon

Yöntem

Tüm malzemeleri büyük bir kapta birleştirin ve soğuk servis yapın.

Eğlence!

Noel Cobb Salatası

İçindekiler

Yapışmaz Gıda Hazırlama Spreyi

2 yemek kaşığı. ceviz şurubu

2 yemek kaşığı. esmer şeker

2 yemek kaşığı. Elmadan yapılan bir içki

1 lb jambon unu, tamamen hazır, büyük zar

½ lb papyon çekirdekleri, pişmiş

3 yemek kaşığı güzel dilimlenmiş turşu

Bibb marul

½ fincan dilimlenmiş kırmızı soğan

1 su bardağı ince doğranmış gouda peyniri

3 yemek kaşığı dilimlenmiş taze maydanoz yaprağı

Vinaigrette, formül aşağıdaki gibidir

Marine Edilmiş Organik Fasulye:

1 lb bezelye, küçültün, üçe bölün

1 Ç. dilimlenmiş sarımsak

1 Ç. kırmızı pul

2 yemek kaşığı. sızma zeytinyağı

1 Ç. Beyaz sirke

Bir tutam tuz

Karabiber

Yöntem

Sobayı 350 derece F'ye ısıtın. Fırın tepsisine yapışmaz pişirme spreyi uygulayın. Orta boy bir tabakta ceviz şurubu, kahverengimsi glikoz ve elma şarabını birleştirin. Jambonu ekleyin ve iyice karıştırın. Jambon karışımını fırın tepsisine koyun ve tamamen ısınana ve jambon kızarana kadar yaklaşık 20 ila 25 dakika pişirin. Fırından çıkarın ve bir kenara koyun.

Mısır gevreği, turşu ve maydanozu sosla birlikte ekleyin ve üzerini kaplayacak şekilde atın. Büyük bir servis tabağına Bibb marulu koyun ve tahılı ekleyin. Kırmızı soğanı, Gouda'yı, bezelye turşusunu ve hazır jambonu tahılın üzerine sıralar halinde yerleştirin. Sert.

Eğlence!

yeşil patates salatası

İçindekiler

7 ila 8 yeşil soğan, temizlenmiş, kurutulmuş ve parçalar halinde kesilmiş, yeşil ve beyaz renkli kısımlar

1 küçük frenk soğanı seçimi, dilimlenmiş

1 Ç. koşer tuzu

taze çekilmiş beyaz biber

2 yemek kaşığı. su

8 yemek kaşığı sızma zeytinyağı

2 canlı ağırlık kırmızı kereviz, yıkanmış

3 defne yaprağı

6 yemek kaşığı siyah sirke

2 arpacık soğan, soyulmuş, uzunlamasına dörde bölünmüş, ince dilimlenmiş

2 yemek kaşığı. kremalı Dijon hardalı

1 yemek kaşığı. dilimlenmiş kapari

1 Ç. kapari sıvı

1 küçük demet tarhun, doğranmış

Yöntem

Bir karıştırıcıda arpacık soğanı ve frenk soğanı karıştırın. Tatmak için tuz ekleyin. Su ekleyin ve karıştırın. 5 yemek kaşığı dökün. Sızma zeytinyağını blenderin üst kısmından yavaşça ve pürüzsüz olana kadar karıştırın. Kerevizi bir tencerede kaynatın ve ısıyı kaynama noktasına getirin. Suyu biraz tuzla tatlandırın ve defne yapraklarını ekleyin. Kerevizi bir bıçağın ucuyla delinene kadar yaklaşık 20 dakika pişirin.

Kerevizi alacak kadar büyük bir tabakta siyah sirke, arpacık soğanı, hardal, kapari ve tarhunu birleştirin. Kalan sızma zeytinyağını karıştırın. Kerevizi boşaltın ve defne yapraklarını atın.

Kerevizi tabağa koyun ve bir çatalın dişleriyle dikkatlice ezin. Boost ve sodyum ile dikkatlice baharatlayın ve iyice karıştırın. Yeşil soğan ve sızma zeytinyağı karışımını ekleyerek bitirin. İyice karıştırın. Servise hazır olana kadar 70 derecede sıcak tutun.

Eğlence!

yanmış mısır salatası

İçindekiler

3 kulak tatlı mısır

1/2 su bardağı dilimlenmiş soğan

1/2 su bardağı dilimlenmiş dolmalık biber

1/2 su bardağı dilimlenmiş domates

Tuz, tatmak

salata sosu için

2 yemek kaşığı. Zeytin yağı

2 yemek kaşığı. Limon suyu

2 yemek kaşığı. biber tozu

Yöntem

Mısır koçanı orta ateşte hafifçe kömürleşene kadar kavrulmalıdır. Kavurma işleminden sonra mısır koçanı içindeki taneler bıçakla çıkarılmalıdır. Şimdi bir kase alın ve taneleri, doğranmış soğanları, dolmalık biber ve domatesleri tuzla karıştırın ve kaseyi bir kenara koyun. Şimdi zeytinyağı, limon suyu ve pul biberi karıştırarak salatanın sosunu hazırlayın ve soğumaya bırakın.

Servis yapmadan önce salatanın üzerine vinegret dökün ve servis yapın.

Eğlence!

lahana ve üzüm salatası

İçindekiler

2 lahana, kıyılmış

2 su bardağı ikiye bölünmüş yeşil üzüm

1/2 su bardağı ince doğranmış kişniş

2 yeşil biber, doğranmış

Zeytin yağı

2 yemek kaşığı. Limon suyu

2 yemek kaşığı. pudra şekeri

Tatmak için biber ve tuz

Yöntem

Sosunu hazırlamak için zeytinyağı, şekerli limon suyu, tuz ve karabiberi bir kaba alıp iyice karıştırdıktan sonra buzdolabına kaldırın. Şimdi diğer malzemeleri başka bir kaba alın, güzelce karıştırın ve kenarda bekletin.

Salatayı servis etmeden önce soğutulmuş sosu ekleyin ve hafifçe atın.

Eğlence!

narenciye salatası

İçindekiler

1 su bardağı tam buğday makarna, pişmiş

1/2 su bardağı dilimlenmiş dolmalık biber

1/2 su bardağı havuç, beyazlatılmış ve doğranmış

1 yeşil soğan, kıyılmış

1/2 su bardağı portakal, dilimler halinde kesin

1/2 su bardağı tatlı limon dilimleri

1 su bardağı fasulye filizi

1 su bardağı lor, az yağlı

2-3 yemek kaşığı. nane yaprakları

1 Ç. Hardal tozu

2 yemek kaşığı. Toz şeker

Tuz, tatmak

Yöntem

Sosunu hazırlamak için bir kaseye lor, nane yaprakları, hardal tozu, şeker ve tuzu ekleyin ve şeker eriyene kadar iyice karıştırın. Diğer malzemeleri başka bir kapta karıştırıp dinlenmeye bırakın. Servis yapmadan önce sosu salataya ekleyin ve soğuk servis yapın.

Eğlence!

Meyve salatası ve marul

İçindekiler

2-3 marul yaprağı, parçalara ayrılmış

1 papaya, doğranmış

½ su bardağı üzüm

2 portakal

½ su bardağı çilek

1 karpuz

2 yemek kaşığı. Limon suyu

1 yemek kaşığı. Canım

1 Ç. Kırmızı pul biber

Yöntem

Limon suyu, bal ve pul biberi bir kaba alıp iyice karıştırın ve kenara alın.

Şimdi diğer malzemeleri başka bir kaba alın ve iyice karıştırın. Servis yapmadan önce sosu salataya ekleyin ve hemen servis yapın.

Eğlence!

Elma ve marul salatası

İçindekiler

1/2 su bardağı kavun püresi

1 Ç. Kimyon tohumları, kavrulmuş

1 Ç. Kişniş

Tatmak için biber ve tuz

2-3 Marul, parçalara ayrılmış

1 lahana, rendelenmiş

1 havuç, rendelenmiş

1 dolmalık biber, doğranmış

2 yemek kaşığı. Limon suyu

½ bardak üzüm, doğranmış

2 elma, doğranmış

2 yeşil soğan, doğranmış

Yöntem

Brüksel lahanası, marul, rendelenmiş havuç ve kırmızı biberi bir tencereye alın ve üzerini soğuk su ile kapatıp çıtır çıtır olana kadar pişirin, bu 30 dakika kadar sürebilir. Şimdi onları boşaltın ve bir beze bağlayın ve soğutun. Şimdi elmalar bir kapta limon suyu ile alınmalı ve soğutulmalıdır. Şimdi malzemelerin geri kalanını bir kaseye alın ve uygun şekilde karıştırın. Salatayı hemen servis edin.

Eğlence!

Fasulye ve biber salatası

İçindekiler

1 su bardağı kırmızı barbunya, haşlanmış

1 su bardağı nohut, ıslatılmış ve haşlanmış

Zeytin yağı

2 soğan, doğranmış

1 Ç. Kişniş, kıyılmış

1 dolmalık biber

2 yemek kaşığı. Limon suyu

1 Ç. biber tozu

Tuz

Yöntem

Biberler çatalla delinir, üzerine sıvı yağ sürülür ve kısık ateşte kavrulur. Şimdi biberleri soğuk suda ıslatın, ardından yanmış cildi çıkarın ve ardından dilimler halinde kesin. Kalan malzemeleri dolmalık biberle karıştırın ve iyice karıştırın. Servis yapmadan önce bir saat veya daha fazla soğumaya bırakın.

Eğlence!!

havuç ve hurma salatası

İçindekiler

1 ½ su bardağı havuç, rendelenmiş

1 baş marul

2 yemek kaşığı. badem, kızarmış ve doğranmış

Bal ve limon sosu

Yöntem

Rendelenmiş havuçları soğuk su dolu bir tencereye alıp 10 dakika kadar beklettikten sonra süzün. Şimdi aynısı marul başı ile tekrarlanmalıdır. Şimdi havuç ve marulu diğer malzemelerle birlikte bir kaseye alın ve servis yapmadan önce soğutun. Kızarmış ve kıyılmış badem serperek salatayı servis edin.

Eğlence!!

Kremalı Biber Salatası Sosu

İçindekiler

2 su bardağı mayonez

1/2 su bardağı süt

su

2 yemek kaşığı. Elma sirkesi

2 yemek kaşığı. Limon suyu

2 yemek kaşığı. parmesan peyniri

Tuz

Bir tutam acı biber sosu

Bir tutam Worcestershire sosu

Yöntem

Büyük boy bir kase alın, içindeki tüm malzemeleri toplayın ve topak kalmayacak şekilde iyice karıştırın. Karışım istediğiniz krema kıvamına geldiğinde taze meyve ve sebze salatanıza dökün ve soslu salatanız servise hazır. Bu kremalı ve keskin biber sosu sadece salatalarla değil, tavuk, hamburger ve sandviçlerle de servis edilebilir.

Eğlence!

Havai Salatası

İçindekiler

Portakallı sos için

Bir yemek kaşığı. Mısır unu

Yaklaşık bir bardak portakal kabağı

1/2 bardak portakal suyu

Toz tarçın

salata için

5-6 marul yaprağı

1 ananas, doğranmış

2 muz, parçalar halinde kesilmiş

1 salatalık, küp

2 domates

2 portakal, dilimler halinde kesilmiş

4 siyah tarih

Tuz, tatmak

Yöntem

Sosu hazırlamak için bir kaba mısır nişastasını portakal suyuyla karıştırın ve ardından portakal kabağını kaseye ekleyin ve sosun kıvamı koyulaşana kadar pişirin. Daha sonra, kaseye tarçın tozu ve kırmızı biber tozu eklenmeli ve ardından birkaç saat buzdolabında bekletilmelidir. Ardından salatayı hazırlayın, marul yapraklarını bir kaseye alın ve üzerini kapatacak kadar su ile 15 dakika kadar haşlayın. Şimdi dilimlenmiş domatesler, ananas parçaları, elma, muz, salatalık ve portakal dilimleri ile bir kaseye konulmalı ve tatlandırılmalı ve iyice karıştırılmalıdır. Şimdi marul yapraklarına ekleyin ve servis yapmadan önce soğutulmuş sosu salatanın üzerine dökün.

Eğlence!!

yanmış mısır salatası

İçindekiler

Bir paket tatlı mısır koçanı üzerinde

1/2 su bardağı dilimlenmiş soğan

1/2 su bardağı dilimlenmiş dolmalık biber

1/2 su bardağı dilimlenmiş domates

Tuz, tatmak

salata sosu için

Zeytin yağı

Limon suyu

biber tozu

Yöntem

Mısır koçanları orta ateşte hafif kızarana kadar kavrulmalı, kavrulduktan sonra mısır koçanlarının içindeki taneler bıçakla çıkarılmalıdır. Şimdi bir kase alın ve taneleri, doğranmış soğanları, dolmalık biber ve domatesleri tuzla karıştırın ve kaseyi bir kenara koyun. Şimdi zeytinyağı, limon suyu ve pul biberi karıştırarak salatanın sosunu hazırlayın ve soğumaya bırakın. Servis yapmadan önce salatanın üzerine vinegret dökün ve servis yapın.

Eğlence!

lahana ve üzüm salatası

İçindekiler

1 baş lahana, rendelenmiş

Yaklaşık 2 su bardağı yeşil üzüm, ikiye bölünmüş

1/2 su bardağı ince doğranmış kişniş

3 yeşil biber, doğranmış

Zeytin yağı

Tatmak için limon suyu

Pudra şekeri, tatmak

Tatmak için biber ve tuz

Yöntem

Sosunu hazırlamak için zeytinyağı, şekerli limon suyu, tuz ve karabiberi bir kaba alıp iyice karıştırdıktan sonra buzdolabına kaldırın. Şimdi diğer malzemeleri başka bir kaba alın ve kenarda bekletin. Salatayı servis etmeden önce soğutulmuş sosu ekleyin ve hafifçe atın.

Eğlence!!

narenciye salatası

İçindekiler

Yaklaşık bir su bardağı tam buğdaylı makarna, pişmiş

1/2 su bardağı dilimlenmiş dolmalık biber

1/2 su bardağı havuç, beyazlatılmış ve doğranmış

Taze soğan, rendelenmiş

1/2 su bardağı portakal, dilimler halinde kesin

1/2 su bardağı tatlı limon dilimleri

Bir su bardağı fasulye filizi

Yaklaşık bir bardak lor, az yağlı

2-3 yemek kaşığı, nane yaprakları

Hardal tozu, tatmak

Tatmak için pudra şekeri

Tuz

Yöntem

Sosu hazırlamak için bir kaseye lor, nane yaprakları, hardal tozu, şeker ve tuzu ekleyip iyice karıştırın. Şimdi diğer malzemeleri başka bir kapta karıştırın ve dinlenmeye bırakın. Servis yapmadan önce sosu salataya ekleyin ve soğuk servis yapın.

Eğlence!!

Meyve salatası ve marul

İçindekiler

4 marul yaprağı, parçalara ayrılmış

1 papaya, doğranmış

1 su bardağı üzüm

2 portakal

1 su bardağı çilek

1 karpuz

½ su bardağı limon suyu

1 Ç. Canım

1 Ç. Kırmızı pul biber

Yöntem

Limon suyu, bal ve pul biberi bir kaba alıp iyice karıştırın ve kenara alın.

Şimdi diğer malzemeleri başka bir kaba alın ve iyice karıştırın. Servis yapmadan önce salataya salata sosu ekleyin.

Eğlence!

Körili tavuk salatası

İçindekiler

2 kemiksiz, derisiz tavuk göğsü, pişmiş ve ikiye bölünmüş

3 - 4 kereviz sapı, doğranmış

1/2 su bardağı mayonez, az yağlı

2-3 yemek kaşığı. köri tozu

Yöntem

Pişen kemiksiz derisiz tavuk göğüslerini, kalan malzemeler, kereviz, az yağlı mayonez, köri tozu ile orta boy kaselere alın ve iyice karıştırın. İşte bu lezzetli ve kolay tarif servise hazır. Bu salata, ekmeğin üzerine marulla doldurulan bir sandviç olarak kullanılabilir.

Eğlence!!

Çilekli Ispanak Salatası

İçindekiler

2 yemek kaşığı. Susam taneleri

2 yemek kaşığı. Haşhaş tohumları

2 yemek kaşığı. Beyaz şeker

Zeytin yağı

2 yemek kaşığı. Kırmızı biber

2 yemek kaşığı. Beyaz sirke

2 yemek kaşığı. Worcestershire sos

Doğranmış soğan

Ispanak, durulanmış ve parçalara ayrılmış

Bir litre çilek, parçalara ayrılmış

Bir bardaktan az badem, gümüşlenmiş ve beyazlatılmış

Yöntem

Orta boy bir kase alın; haşhaş tohumu, susam, şeker, zeytinyağı, sirke ve kırmızı biberi Worcestershire sosu ve soğanla karıştırın. Düzgün bir şekilde karıştırın ve üzerini kapatın, ardından en az bir saat dondurun. Başka bir kase alın ve ıspanağı, çilekleri ve bademleri karıştırın, bitki karışımını içine dökün ve salatayı en az 15 dakika servis etmeden önce buzdolabında saklayın.

Eğlence!

Restoranda tatlı lahana salatası

İçindekiler

Bir adet 16 onsluk lahana salatası karışımı

1 soğan, doğranmış

Bir su bardağından az krema

Sebze yağı

1/2 su bardağı beyaz şeker

Tuz

Haşhaş tohumları

Beyaz sirke

Yöntem

Büyük bir kase alın; lâhana salatası karışımını ve soğanları birlikte karıştırın.

Şimdi başka bir kase alın ve sos, bitkisel yağ, sirke, şeker, tuz ve haşhaş tohumlarını karıştırın. İyice karıştırdıktan sonra karışımı lahana salatası karışımına ekleyin ve iyice kaplayın. Lezzetli salatayı servis etmeden önce en az bir veya iki saat buzdolabında bekletin.

Eğlence!

Klasik Makarna Salatası

İçindekiler

4 su bardağı dirsek makarna, pişmemiş

1 su bardağı mayonez

Bir bardaktan az damıtılmış beyaz sirke

1 su bardağı beyaz şeker

1 Ç. sarı hardal

Tuz

Karabiber, öğütülmüş

Bir büyük soğan, ince doğranmış

Yaklaşık bir su bardağı rendelenmiş havuç

2-3 sap kereviz

2 sivri biber, doğranmış

Yöntem

Büyük bir tencereye alın ve içine biraz tuzlu su alıp kaynatın, içine makarnayı ekleyin ve pişirin ve 10 dakika kadar soğumaya bırakın, sonra süzün. Şimdi geniş bir kase alın ve sirke, mayonez, şeker, sirke, hardal, tuz ve karabiberi ekleyin ve iyice karıştırın. İyice karıştırdıktan sonra kereviz, yeşil biber, acı biber, havuç ve makarnayı ekleyin ve tekrar iyice karıştırın. Tüm malzemeler iyice karıştıktan sonra en az 4-5 saat buzdolabında beklettikten sonra lezzetli salatayı servis edin.

Eğlence!

Rokfor peynirli armut salatası

İçindekiler

Marul, parçalara ayrılmış

Yaklaşık 3-4 armut, soyulmuş ve doğranmış

Bir kutu rendelenmiş veya ufalanmış rokfor peyniri

Yeşil soğan, dilimlenmiş

Yaklaşık bir su bardağı beyaz şeker

1/2 kutu ceviz

Zeytin yağı

2 yemek kaşığı. kırmızı şarap sirkesi

Hardal, tatmak

Bir diş sarımsak

Tatmak için tuz ve karabiber

Yöntem

Bir tencere alın ve yağı orta ateşte ısıtın, ardından içindeki cevizlerle şekeri karıştırın ve şeker eriyip cevizler karamelleşene kadar karıştırmaya devam edin, sonra soğumaya bırakın . Şimdi başka bir kase alın ve yağ, sirke, şeker, hardal, sarımsak, tuz ve karabiberi ekleyin ve iyice karıştırın. Şimdi marul, armut ve mavi peynir, avokado ve yeşil soğanları bir kasede birleştirin, ardından sos karışımını ekleyin, ardından karamelize edilmiş cevizleri serpin ve servis yapın.

Eğlence!!

Barbie'nin ton balıklı salatası

İçindekiler

Bir kutu albacore ton balığı

½ su bardağı mayonez

Bir yemek kaşığı. parmesan usulü peynir

Tatmak için tatlı turşu

Soğan gevreği, tatmak için

köri tozu, tatmak

Kurutulmuş maydanoz, tatmak

Kuru dereotu, tatmak

Sarımsak tozu, tatmak

Yöntem

Bir kase alın ve içine tüm malzemeleri ekleyin ve iyice karıştırın. Servis yapmadan önce bir saat soğumalarına izin verin.

Eğlence!!

Tatil Tavuk Salatası

İçindekiler

1 pound tavuk eti, pişmiş

Bir bardak mayonez

AC. kırmızı biber

Yaklaşık iki su bardağı kuru yaban mersini

2 yeşil soğan, ince kıyılmış

2 yeşil biber, kıyılmış

1 su bardağı ceviz, kıyılmış

Tatmak için tuz ve karabiber

Yöntem

Orta boy bir kase alın, mayonez ve kırmızı biberi karıştırın, ardından tadına bakın ve gerekirse tuz ekleyin. Şimdi kızılcık, kereviz, biber, soğan ve cevizleri alın ve iyice karıştırın. Şimdi pişmiş tavuk eklenmeli ve ardından tekrar iyice karıştırılmalıdır. Tatlandırmak için baharatlayın, ardından gerekirse karabiber ekleyin. Servis yapmadan önce en az bir saat soğumaya bırakın.

Eğlence!!

meksika fasulyesi salatası

İçindekiler

Bir kutu siyah fasulye

Bir kutu kırmızı fasulye

Bir kutu cannellini fasulyesi

2 yeşil biber, doğranmış

2 kırmızı biber

Bir paket donmuş mısır taneleri

1 kırmızı soğan, ince kıyılmış

Zeytin yağı

1 yemek kaşığı. kırmızı şarap sirkesi

½ su bardağı limon suyu

Tuz

1 sarımsak, ezilmiş

1 yemek kaşığı. Kişniş

1 Ç. Kimyon, öğütülmüş

Karabiber

1 Ç. Biber sosu

1 Ç. biber tozu

Yöntem

Bir kase alın ve fasulyeleri, biberleri, donmuş mısırları ve kırmızı soğanları karıştırın. Şimdi başka bir küçük kase alın, yağı, kırmızı şarap sirkesini, limon suyunu, kişnişi, kimyonu, karabiberi karıştırın, ardından tadına bakın ve acı sosu acı biber tozuyla ekleyin. Giyinme karışımına dökün ve iyice karıştırın.

Servis yapmadan önce, yaklaşık bir veya iki saat soğumalarına izin verin.

Eğlence!!

Bacon Ranch Makarna Salatası

İçindekiler

Bir kutu pişmemiş üç renkli rotini makarna

9-10 dilim pastırma

Bir bardak mayonez

Pansuman karışımı

1 Ç. sarımsak tozu

1 Ç. Sarımsaklı biber

1/2 su bardağı süt

1 domates, doğranmış

Bir kutu siyah zeytin

Bir su bardağı rendelenmiş kaşar peyniri

Yöntem

Tuzlu suyu bir tencereye alın ve kaynatın. İçindeki makarnayı yaklaşık 8 dakika yumuşayana kadar pişirin. Şimdi bir tava alın ve yağı bir tavada ısıtın ve içinde domuz pastırması parçalarını pişirin. Haşlandıktan sonra süzün ve doğrayın. Başka bir kase alın ve kalan malzemeleri ekleyin, ardından makarna ve domuz pastırması ile ekleyin. İyice karıştığında servis yapın.

Eğlence!!

Kırmızı derili patates salatası

İçindekiler

4 yeni kırmızı patates, temizlenmiş ve yıkanmış

2 yumurta

bir pound domuz pastırması

Soğan, ince kıyılmış

Bir sap kereviz, kıyılmış

Yaklaşık 2 su bardağı mayonez

Tatmak için biber ve tuz

Yöntem

Bir tencereye tuzlu su koyun ve kaynatın, ardından yeni patatesleri tencereye ekleyin ve yumuşayana kadar yaklaşık 15 dakika pişirin. Ardından patatesleri süzün ve soğumaya bırakın. Şimdi yumurtaları bir tencereye alın ve üzerlerini soğuk suyla kapatın, ardından suyu kaynatın, ardından tencereyi ocaktan alın ve bir kenara koyun. Şimdi pastırma parçalarını pişirin, süzün ve bir kenara koyun. Şimdi patates ve domuz pastırması ile malzemeleri ekleyin ve iyice karıştırın. Soğutun ve servis yapın.

Eğlence!!

Siyah fasulye ve kuskus salatası

İçindekiler

Bir bardak kuskus, pişmemiş

Yaklaşık iki su bardağı tavuk suyu

Zeytin yağı

2-3 yemek kaşığı. Misket limonu suyu

2-3 yemek kaşığı. kırmızı şarap sirkesi

Kimyon

2 yeşil soğan, doğranmış

1 kırmızı dolmalık biber, doğranmış

Kişniş, taze doğranmış

Bir su bardağı donmuş mısır taneleri

iki kutu siyah fasulye

Tatmak için biber ve tuz

Yöntem

Tavuk suyunu kaynattıktan sonra kuskusları karıştırın ve tencerenin ağzını kapatarak pişirin ve kenara alın. Şimdi zeytinyağı, limon suyu, sirke ve kimyonu karıştırın, ardından soğan, biber, kişniş, mısır, fasulye ve kabağı ekleyin. Şimdi tüm malzemeleri birlikte karıştırın ve servis yapmadan önce birkaç saat soğumaya bırakın.

Eğlence!!

Yunan tavuk salatası

İçindekiler

2 su bardağı tavuk eti, pişmiş

1/2 su bardağı havuç, dilimlenmiş

1/2 su bardağı salatalık

Yaklaşık bir su bardağı doğranmış siyah zeytin

Yaklaşık bir bardak beyaz peynir, rendelenmiş veya ufalanmış

İtalyan sosu

Yöntem

Geniş bir kaba alıp pişmiş tavuk, havuç, salatalık, zeytin ve peyniri alıp güzelce karıştırın. Şimdi üzerine pansuman karışımını ekleyin ve tekrar iyice karıştırın. Şimdi kaseyi soğutun ve üzerini kapatın. Soğutulmuş hizmet.

Eğlence!!

süslü tavuk salatası

İçindekiler

½ su bardağı mayonez

2 yemek kaşığı. Elma sirkesi

1 sarımsak, kıyılmış

1 Ç. Taze dereotu, ince kıyılmış

Yarım kilo pişmiş derisiz, kemiksiz tavuk göğsü

½ su bardağı beyaz peynir, rendelenmiş

1 kırmızı biber

Yöntem

Mayonez, sirke, sarımsak ve dereotu iyice karıştırılmalı ve en az 6-7 saat veya bir gece buzdolabında bekletilmelidir. Şimdi tavuk, biber ve peynir ile atılmalı ve birkaç saat soğumaya bırakılmalı ve ardından sağlıklı ve lezzetli salata tarifi servis edilmelidir.

Eğlence!!

Meyveli tavuk köri salatası

İçindekiler

4-5 adet haşlanmış tavuk göğsü

Bir sap kereviz, kıyılmış

Yeşil soğanlar

Yaklaşık bir bardak altın kuru üzüm

Elma, soyulmuş ve dilimlenmiş

Cevizler, kızarmış

Yeşil üzüm, çekirdekli ve ikiye bölünmüş

köri tozu

Bir bardak az yağlı mayonez

Yöntem

Büyük bir kase alın ve kereviz, soğan, kuru üzüm, dilimlenmiş elma, kavrulmuş ceviz, çekirdeksiz yeşil üzüm gibi tüm malzemeleri köri tozu ve mayonezle alın ve iyice karıştırın . İyice birbirine karıştıktan sonra birkaç dakika dinlendirin ve lezzetli ve sağlıklı tavuk salatasını servis edin.

Eğlence!!

Harika tavuk köri salatası

İçindekiler

Yaklaşık 4-5 adet derisiz, kemiksiz tavuk göğsü, ikiye bölünmüş

Bir bardak mayonez

Yaklaşık bir bardak Hint turşusu

AC. köri tozu

yaklaşık bir c. biber

Pekan cevizi, yaklaşık bir bardak, kıyılmış

1 su bardağı üzüm, çekirdekleri çıkarılmış ve ikiye bölünmüş

1/2 su bardağı soğan, ince kıyılmış

Yöntem

Geniş bir tencereye tavuk göğüslerini 10 dakika kadar pişirin ve piştikten sonra çatal yardımı ile parçalara ayırın. Ardından süzün ve soğumaya bırakın. Şimdi başka bir kase alın ve mayonez, Hint turşusu, köri tozu ve karabiberi ekleyin ve karıştırın. Daha sonra pişmiş ve parçalanmış tavuk göğüslerini karışıma atın, ardından cevizleri, köri tozunu ve karabiberi ekleyin. Servis yapmadan önce salatası birkaç saat buzdolabında saklayın. Bu salata hamburger ve sandviçler için ideal bir seçimdir.

Eğlence!

baharatlı havuç salatası

İçindekiler

2 havuç, doğranmış

1 sarımsak, kıyılmış

Yaklaşık bir bardak su 2-3 yemek kaşığı. Limon suyu

Zeytin yağı

Tuz, tatmak

zevkinize biber

Kırmızı pul biber

Maydanoz, taze ve doğranmış

Yöntem

Havuçları mikrodalgaya koyun ve kıyılmış sarımsak ve su ile birkaç dakika pişirin. Havuç pişip yumuşayınca mikrodalgadan çıkarın. Daha sonra havuçları süzün ve kenara alın. Şimdi bir kase havuç içerisine limon suyu, zeytinyağı, pul biber, tuz ve maydanoz eklenip iyice karıştırılmalıdır. Birkaç saat soğumaya bırakın ve lezzetli baharatlı salata servise hazır.

Eğlence!!

Asya elma salatası

İçindekiler

2-3 yemek kaşığı. Pirinç sirkesi 2-3 yemek kaşığı. Misket limonu suyu

Tuz, tatmak

Şeker

1 Ç. balık sosu

1 jülyen jülyen

1 elma, doğranmış

2 yeşil soğan, ince kıyılmış

nane

Yöntem

Pirinç sirkesi, tuz, şeker, limon suyu ve balık sosu orta boy bir kapta iyice karıştırılmalıdır. İyice karıştırıldığında, jülyen doğranmış jicamalar kasede doğranmış elmalar ile karıştırılmalı ve iyice atılmalıdır. Daha sonra arpacık soğan ve nane eklenip karıştırılmalıdır. Salatayı sandviç veya burgerinizle servis etmeden önce bir süre soğumaya bırakın.

Eğlence!!

Squash ve orzo salatası

İçindekiler

1 kabak

2 yeşil soğan, doğranmış

1 sarı kabak

Zeytin yağı

Bir kutu pişmiş orzo

Dereotu

Maydanoz

½ bardak keçi peyniri, rendelenmiş

Biber ve tuz, tatmak

Yöntem

Kabak, doğranmış yeşil soğan ve sarı kabak zeytinyağında orta ateşte sotelenir. Bunlar yumuşayana kadar birkaç dakika pişirilmelidir. Şimdi onları bir kaseye aktarın ve pişmiş orzoyu maydanoz, rendelenmiş keçi peyniri, dereotu, tuz ve karabiber ile birlikte kaseye dökün ve tekrar atın. Yemeğe servis yapmadan önce salatayı birkaç saat soğumaya bırakın.

Eğlence!!

meyveli su teresi salatası

İçindekiler

1 karpuz, küp

2 şeftali, dörde bölünmüş

1 demet su teresi

Zeytin yağı

½ su bardağı limon suyu

Tuz, tatmak

zevkinize biber

Yöntem

Karpuz küpleri ve şeftali dilimleri orta boy bir kapta su teresi ile birlikte atılmalı, ardından üzerine limon suyu ile zeytinyağı serpilmelidir. Daha sonra tadına göre baharatlayın ve gerekirse damak zevkinize göre tuz ve karabiber ekleyin. Tüm malzemeler kolayca ve düzgün bir şekilde karıştığında, bir kenarda bekletin veya birkaç saat buzdolabında da saklayabilirsiniz, ardından lezzetli ve sağlıklı meyve salatası servise hazırdır.

Eğlence!!

sezar salatası

İçindekiler

3 diş sarımsak, kıyılmış

3 hamsi

½ su bardağı limon suyu

1 Ç. Worcestershire sos

Zeytin yağı

bir yumurta sarısı

1 roma kafası

½ su bardağı parmesan usulü peynir, rendelenmiş

Kızarmış ekmek

Yöntem

Hamsi ve limon suyu ile kıyılmış sarımsak dişleri ezilmeli, ardından tuz, karabiber ve yumurta sarısı ile birlikte Worcestershire sosu eklenmeli ve pürüzsüz olana kadar tekrar karıştırılmalıdır. Bu karışım mikser ile yavaş ayarda yapılmalı, şimdi zeytinyağı yavaş yavaş ve azar azar eklenmeli, sonra marul atılmalıdır. Daha sonra karışım bir süre kenara bırakılmalıdır. Salatayı parmesan peyniri ve krutonla süsleyerek servis edin.

Eğlence!!

mangolu tavuk salatası

İçindekiler

2 tavuk göğsü, kemiksiz, parçalar halinde kesilmiş

yeşil mesclun

2 mango, doğranmış

¼ bardak limon suyu

1 Ç. Rendelenmiş zencefil

2 yemek kaşığı. Canım

Zeytin yağı

Yöntem

Limon suyu ve bal bir kapta çırpılmalı, ardından üzerine rendelenmiş zencefil ve zeytinyağı eklenmelidir. Malzemeleri kasede güzelce karıştırdıktan sonra kenarda bekletin. Daha sonra tavuk ızgara yapılmalı, soğumaya bırakılmalı ve soğuduktan sonra tavuğu kullanıcı dostu küpler halinde yırtmalıdır.

Ardından tavuğu kaseden alın ve yeşillikler ve mangolarla iyice karıştırın.

Tüm malzemeleri güzelce karıştırdıktan sonra soğuması için bir kenarda bekletin ve lezzetli ve ilginç salatayı servis edin.

Eğlence!!

Mozzarellalı portakal salatası

İçindekiler

2-3 portakal, dilimlenmiş

Mozzarella

Taze fesleğen yaprakları, parçalara ayrılmış

Zeytin yağı

Tuz, tatmak

zevkinize biber

Yöntem

Mozzarella ve portakal dilimleri, yırtılmış taze fesleğen yaprakları ile karıştırılmalıdır. İyice karıştırdıktan sonra, karışımın üzerine zeytinyağı serpin ve tadına bakın. Ardından, gerekirse, tatmak için tuz ve karabiber ekleyin. Salatayı servis etmeden önce birkaç saat soğumaya bırakın, bu salataya doğru lezzeti verecektir.

Eğlence!!

Üç Fasulye Salatası

İçindekiler

1/2 su bardağı elma sirkesi

Yaklaşık bir su bardağı şeker

Bir bardak bitkisel yağ

Tuz, tatmak

½ su bardağı yeşil fasulye

½ su bardağı balmumu fasulyesi

½ su bardağı kırmızı barbunya

2 kırmızı soğan, ince kıyılmış

Tatmak için biber ve tuz

maydanoz yaprakları

Yöntem

Bitkisel yağ, şeker ve tuz ile elma sirkesi bir tencereye alınıp kaynatılmalı, ardından üzerine doğranmış kırmızı soğanlı fasulye ilave edilmeli ve en az bir saat marine edilmelidir. Bir saat sonra tuzla tatlandırın, gerekirse tuz ve karabiber ekleyin, ardından taze maydanozla servis yapın.

Eğlence!!

Miso tofu salatası

İçindekiler

1 Ç. Zencefil, ince kıyılmış

3-4 yemek kaşığı. Miso

su

1 yemek kaşığı. pirinç şarabı sirkesi

1 Ç. Soya sosu

1 Ç. biber salçası

1/2 su bardağı fıstık yağı

1 bebek ıspanak, doğranmış

½ su bardağı tofu, parçalar halinde kesilmiş

Yöntem

Kıyılmış zencefil miso, su, pirinç şarabı sirkesi, soya sosu ve acı biber salçası ile püre haline getirilmelidir. Daha sonra bu karışım yarım çay bardağı yer fıstığı yağı ile karıştırılmalıdır. İyice karıştıklarında, kuşbaşı tofu ve doğranmış ıspanağı ekleyin. Soğutun ve servis yapın.

Eğlence!!

japon turp salatası

İçindekiler

1 karpuz, dilimlenmiş

1 turp, dilimlenmiş

1 arpacık

1 demet genç sürgün

Mirin

1 Ç. pirinç şarabı sirkesi

1 Ç. Soya sosu

1 Ç. Rendelenmiş zencefil

Tuz

Susam yağı

Sebze yağı

Yöntem

Karpuzu, yeşil soğanlı turpu ve yeşilliği bir kaseye alıp bir kenarda bekletin. Şimdi başka bir kase alın, mirin, sirke, tuz, rendelenmiş zencefil, soya sosu ile susam yağı ve bitkisel yağı ekleyin ve iyice karıştırın. Kasedeki malzemeler iyice karıştığında, bu karışımı karpuz ve turp kasesinin üzerine yayın. Böylece ilginç ama bir o kadar da lezzetli salata servise hazır.

Eğlence!!

Güneybatı Cobb

İçindekiler

1 su bardağı mayonez

1 su bardağı ayran

1 Ç. Sıcak Worcestershire sosu

1 Ç. Kişniş

3 yeşil soğan

1 yemek kaşığı. portakal kabuğu rendesi

1 sarımsak, kıyılmış

1 roma kafası

1 avokado, doğranmış

jicama

½ su bardağı keskin peynir, rendelenmiş veya ufalanmış

2 portakal, dilimler halinde kesilmiş

Tuz, tatmak

Yöntem

Mayonez ve ayran, sıcak Worcestershire sosu, yeşil soğan, portakal kabuğu rendesi, kişniş, kıyılmış sarımsak ve tuz ile püre haline getirilmelidir. Şimdi başka bir kase alın ve marul, avokado ve jicamaları portakal ve rendelenmiş peynirle karıştırın. Şimdi ayran püresini portakal kasesinin üzerine dökün ve salatanın doğru lezzetini alması için servis yapmadan önce bir kenarda bekletin.

Eğlence!!

caprese makarna

İçindekiler

1 paket düdük

1 su bardağı Mozzarella, doğranmış

2 domates, çekirdekleri çıkarılmış ve doğranmış

taze fesleğen yaprağı

¼ su bardağı çam fıstığı, kızarmış

1 sarımsak, kıyılmış

Tatmak için biber ve tuz

Yöntem

Düdük, talimatlara göre pişirilmeli ve ardından buzdolabında bekletilmelidir. Soğuduktan sonra mozzarella, domates, kavrulmuş çam fıstığı, kıyılmış sarımsak ve fesleğen yaprakları ile karıştırın ve damak zevkinize göre baharatlayın, gerekirse tuz ve karabiber ekleyin. Tüm salata karışımını soğuması için bir kenarda bekletin, ardından sandviç veya hamburger veya herhangi bir yemekle birlikte servis edin.

Eğlence!!

Füme alabalık salatası

İçindekiler

2 yemek kaşığı. Elma sirkesi

Zeytin yağı

2 arpacık soğan, doğranmış

1 Ç. yabanturpu

1 Ç. Dijon hardalı

1 Ç. Canım

Tatmak için biber ve tuz

1 kutu füme alabalık, ufalanmış

2 elma, dilimlenmiş

2 pancar, dilimlenmiş

Roket

Yöntem

Büyük bir kase alın ve ufalanmış tütsülenmiş alabalığı jülyen elma, pancar ve roka ile atın, ardından kaseyi bir kenara koyun. Şimdi başka bir kase alın ve elma sirkesi, zeytinyağı, yaban turpu, kıyılmış arpacık, bal ve Dijon hardalını karıştırın, ardından karışımı tatlandırın ve ardından gerekirse damak zevkinize göre tuz ve karabiber ekleyin. Şimdi bu karışımı alın ve jülyen doğranmış elma kasesinin üzerine dökün ve iyice karıştırın, ardından salatayı servis edin.

Eğlence!!

fasulye yumurta salatası

İçindekiler

1 su bardağı yeşil fasulye, beyazlatılmış

2 turp, dilimlenmiş

2 yumurta

Zeytin yağı

Tatmak için biber ve tuz

Yöntem

Yumurtalar önce kaynatılmalı, ardından beyazlatılmış yeşil fasulye, dilimlenmiş turp ile karıştırılmalıdır. İyice karıştırdıktan sonra üzerlerine zeytinyağı gezdirin ve damak tadınıza göre tuz ve karabiber ekleyin. Tüm malzemeler iyice karışınca bir kenarda bekletin ve soğumaya bırakın. Karışım soğuduğunda salata servise hazırdır.

Eğlence!!

Ambros Salatası

İçindekiler

1 bardak hindistan cevizi sütü

2-3 dilim portakal kabuğu

Birkaç damla vanilya esansı

1 bardak üzüm, dilimlenmiş

2 mandalina, dilimlenmiş

2 elma, dilimlenmiş

1 hindistan cevizi, rendelenmiş ve kızartılmış

10-12 ceviz, dövülmüş

Yöntem

Orta boy bir kase alın ve hindistan cevizi sütü, portakal kabuğu rendesi ve vanilya esansını karıştırın. İyice çırptıktan sonra, dilimlenmiş elma ve üzümlerle birlikte dilimlenmiş mandalina ekleyin. Tüm malzemeleri iyice karıştırdıktan sonra, lezzetli salatayı servis etmeden önce bir veya iki saat buzdolabında bekletin. Salata soğuduğunda, salatayı bir sandviç veya burger ile servis edin.

Eğlence!!

Çeyrek salata

İçindekiler

Bir bardak mayonez

Bir bardak mavi peynir

1/2 su bardağı ayran

bir arpacık

Limon kabuğu rendesi

Worcestershire sos

taze maydanoz yaprağı

buzdağı takozları

1 haşlanmış yumurta

1 su bardağı pastırma, ufalanmış

Tatmak için biber ve tuz

Yöntem

Mavi peynirli mayonez, ayran, arpacık soğanı, sos, limon kabuğu rendesi ve maydanoz püre haline getirilir. Püreyi yaptıktan sonra damak tadınıza göre baharatlayın ve gerekirse damak tadınıza göre tuz ve karabiber ekleyin.

Şimdi başka bir kase alın ve buzdağı dilimlerini acılı yumurtanın olduğu kaseye atın, böylece acılı yumurta süzgeçte katı yumurtaları lekelesin. Şimdi ezilmiş mayonezi dilim dilimleri ve mimoza kasesinin üzerine dökün ve iyice karıştırın. Salata, üzerine taze pastırma sürülerek servis edilir.

Eğlence!!

İspanyol biber salatası

İçindekiler

3 yeşil soğan

4-5 zeytin

2 biber

2 yemek kaşığı. şeri sirkesi

1 baş Biber, tütsülenmiş

1 roma kafası

1 avuç badem

Bir diş sarımsak

Ekmek dilimleri

Yöntem

Yeşil soğanlar ızgara yapılmalı ve ardından parçalar halinde kesilmelidir.

Şimdi başka bir kase alın ve acı biber ve zeytinleri badem, tütsülenmiş kırmızı biber, sirke, marul ve ızgara ve doğranmış yeşil soğanlarla karıştırın.

Malzemeleri kasede iyice karıştırın ve kenara koyun. Şimdi ekmek dilimleri kızartılmalı ve kızartıldığında sarımsak dişleri dilimlerin üzerine sürülmeli ve ardından kırmızı biber karışımı kızarmış çörekler üzerine dökülmelidir.

Eğlence!!

mimoza salatası

İçindekiler

2 yumurta, haşlanmış

½ bardak tereyağı

1 baş marul

sirke

Zeytin yağı

Otlar, kıyılmış

Yöntem

Orta boy bir kase alın ve marul, tereyağı, sirke, zeytinyağı ve doğranmış otları karıştırın. Kasedeki malzemeleri iyice karıştırdıktan sonra kaseyi bir süre kenara koyun. Bu arada mimoza hazırlanacak. Mimoza hazırlamak için önce haşlanmış yumurtaların kabukları soyulmalı ve ardından bir süzgeç yardımıyla süzülerek katı yumurtalar mimoza yumurtası hazır olsun. Şimdi, bu mimoza yumurtası lezzetli mimoza salatası servis edilmeden önce salata kasesinin üzerine dökülecek.

Eğlence!!

Klasik Waldorf

İçindekiler

1/2 su bardağı mayonez

2-3 yemek kaşığı. Ekşi krema

2 frenk soğanı

2-3 yemek kaşığı. Maydanoz

1 limon kabuğu rendesi ve suyu

Şeker

2 elma, doğranmış

1 sap kereviz, doğranmış

Ceviz

Yöntem

Bir kap alın mayonez, ekşi krema frenk soğanı, limon kabuğu rendesi ve suyu, maydanoz, biber ve şeker ile çırpılır. Kasedeki malzemeler iyice karışınca kenara alın. Şimdi başka bir kase alın ve içindeki elmaları, kıyılmış kerevizi ve cevizleri karıştırın. Şimdi mayonez karışımını alın ve elma ve kereviz ile karıştırın. Tüm malzemeleri iyice karıştırın, kaseyi bir süre bekletin ve ardından salatayı servis edin.

Eğlence!!

Börülce salatası

İçindekiler

Misket limonu suyu

1 sarımsak, kıyılmış

1 Ç. Kimyon, öğütülmüş

Tuz

Kişniş

Zeytin yağı

1 su bardağı börülce

1 Jalapeno, kıyılmış veya ezilmiş

2 domates, doğranmış

2 kırmızı soğan, ince kıyılmış

2 avukat

Yöntem

Limon suyu sarımsak, kimyon, kişniş, tuz ve zeytinyağı ile çırpılır. Tüm bu malzemeler iyice karıştırıldığında, bu karışımı ezilmiş jalapeno biberi, börülce, avokado ve ince doğranmış kırmızı soğanla karıştırın. Tüm malzemeler iyice karışınca salatayı birkaç dakika dinlendirip servis yapın.

Eğlence!!

Ispanak ve böğürtlen salatası

İçindekiler

3 su bardağı bebek ıspanak, yıkanmış ve suyu süzülmüş

1 bardak taze böğürtlen

1 su bardağı çeri domates

1 dilimlenmiş yeşil soğan

¼ su bardağı ince kıyılmış ceviz

6 ons ufalanmış beyaz peynir

½ fincan yenilebilir çiçekler

Pastırma sosu veya tercihinize göre balzamik sirke

Yöntem

Körpe ıspanağı, böğürtlenleri, çeri domatesleri, yeşil soğanları, cevizleri birleştirip karıştırın. Peyniri ekleyin ve tekrar karıştırın. Bu salatanın tadı harika; pansumanlı veya pansumansız. Bir sos eklemek isterseniz, tercihinize göre pastırma sosu veya bol miktarda balzamik sirke kullanın. Servis yapmadan önce üzerini dilediğiniz yenilebilir çiçeklerle süsleyin.

Eğlence!

İsviçre peynirli sebze salatası

İçindekiler

1 bardak yeşil soğan, dilimlenmiş

1 bardak kereviz, dilimlenmiş

1 su bardağı yeşil biber

1 su bardağı biber dolması zeytin

6 bardak kıyılmış marul

1/3 su bardağı bitkisel yağ

2 su bardağı rendelenmiş İsviçre peyniri

2 yemek kaşığı. kırmızı şarap sirkesi

1 yemek kaşığı. Dijon hardalı

Tatmak için biber ve tuz

Yöntem

Zeytin, soğan, kereviz ve yeşil biberi bir salata kasesine alıp iyice karıştırın. Küçük bir kapta yağ, hardal ve sirkeyi birleştirin. Sosu tuz ve karabiberle tatlandırın. Sosu sebzelerin üzerine serpin. Gece boyunca veya birkaç saat buzdolabında bekletin. Servis yapmadan önce tabağı marul yapraklarıyla hizalayın. Peyniri sebzelerle karıştırın. Salatayı marulun üzerine yerleştirin. Üzerine rendelenmiş peynir serpin. Hemen servis yapın.

Eğlence!

lezzetli havuç salatası

İçindekiler

2 pound havuç, soyulmuş ve ince çapraz dilimler halinde kesilmiş

½ su bardağı badem gevreği

1/3 su bardağı kuru kızılcık

2 su bardağı roka

2 diş kıyılmış sarımsak

1 paket ufalanmış mavi Danimarka peyniri

1 yemek kaşığı. Elma sirkesi

¼ su bardağı sızma zeytinyağı

1 Ç. Canım

1 ila 2 tutam taze çekilmiş karabiber

tatmak için tuz

Yöntem

Havuç, sarımsak ve bademleri bir kapta karıştırın. Biraz zeytinyağı ekleyin ve iyice karıştırın. Tatmak için tuz ve karabiber ekleyin. Karışımı bir fırın tepsisine aktarın ve önceden ısıtılmış fırında 400 derece F veya 200 derece C'de 30 dakika pişirin. Kenarları kızardığında çıkarın ve soğumaya bırakın.

Havuç karışımını bir kaseye aktarın. Bal, sirke, kızılcık ve peyniri ekleyin ve iyice karıştırın. Roka atın ve hemen servis yapın.

Eğlence!

Marine edilmiş sebze salatası

İçindekiler

1 kutu yeşil bezelye, süzülmüş

1 kutu Fransız usulü yeşil fasulye, süzülmüş

1 kutu beyaz mısır veya ciro, süzülmüş

1 orta boy soğan, ince dilimlenmiş

¾ fincan ince kıyılmış kereviz

2 yemek kaşığı. doğranmış biber

½ su bardağı beyaz şarap sirkesi

½ su bardağı bitkisel yağ

¾ su bardağı şeker

½ çay kaşığı. Biber½ çay kaşığı. Tuz

Yöntem

Büyük bir kase alın ve bezelye, mısır ve fasulyeyi karıştırın. Kereviz, soğan ve biberleri ekleyin ve karışımı iyice karıştırın. Bir tencere al. Kalan tüm malzemeleri ekleyin ve kısık ateşte pişirin. Şeker eriyene kadar sürekli karıştırın. Sosu sebze karışımının üzerine dökün. Kaseyi bir kapakla örtün ve gece boyunca soğutun. Buzdolabında birkaç gün saklayabilirsiniz. Taze olarak servis yapın.

Eğlence!

Kavrulmuş Renkli Mısır Salatası

İçindekiler

8 adet taze mısır 1 adet kırmızı dolmalık biber, doğranmış

1 yeşil dolmalık biber, doğranmış

1 kırmızı soğan, doğranmış

1 su bardağı kıyılmış taze kişniş

½ su bardağı zeytinyağı

4 diş sarımsak ezilmiş ve sonra kıyılmış

3 limon

1 Ç. Beyaz şeker

Tatmak için biber ve tuz

1 yemek kaşığı. acı sos

Yöntem

Büyük bir tencere alın ve mısırı içine koyun. Su dökün ve mısırı 15 dakika bekletin. İpekleri mısır kabuklarından çıkarın ve bir kenara koyun. Bir ızgara alın ve yüksek derecede ısıtın. Mısırı ızgaraya koyun ve 20 dakika pişirin. Onları zaman zaman çevirin. Soğumaya bırakın ve kabukları atın. Bir blender alın ve zeytinyağı, limon suyu, acı sos dökün ve karıştırın. Kişniş, sarımsak, şeker, tuz ve karabiber ekleyin. Pürüzsüz bir karışım oluşturmak için karıştırın. Mısır serpin. Hemen servis yapın.

Eğlence!

kremalı salatalık

İçindekiler

3 salatalık, soyulmuş ve ince dilimlenmiş

1 soğan, dilimlenmiş

2 bardak su

¾ fincan ağır çırpılmış krema

¼ fincan elma sirkesi

İsteğe göre kıyılmış taze maydanoz

¼ bardak) şeker

½ çay kaşığı. Tuz

Yöntem

Salatalık ve soğanları su ve tuz ekleyin, en az 1 saat bekletin. Fazla suyu boşaltın. Krema ve sirkeyi bir kapta pürüzsüz olana kadar karıştırın. Salatalık turşusu ve soğan ekleyin. Eşit şekilde kaplamak için iyice karıştırın. Birkaç saat buzdolabında bekletin. Servis yapmadan önce maydanoz serpin.

Eğlence!

Marine edilmiş mantar ve domates salatası

İçindekiler

12 ons kiraz domates, yarıya

1 paket taze mantar

2 dilimlenmiş yeşil soğan

¼ fincan balzamik sirke

1/3 su bardağı bitkisel yağ

1 ½ çay kaşığı. Beyaz şeker

½ çay kaşığı. öğütülmüş karabiber

½ çay kaşığı. Tuz

½ su bardağı kıyılmış taze fesleğen

Yöntem

Bir kapta balzamik sirke, yağ, karabiber, tuz ve şekeri homojen bir karışım olacak şekilde çırpın. Başka bir büyük kase alın ve domatesleri, soğanları, mantarları ve fesleğenleri karıştırın. İyice karıştırın. Sosu ekleyin ve sebzeleri eşit şekilde kaplayın. Kaseyi örtün ve 3 ila 5 saat soğutun. Taze olarak servis yapın.

Eğlence!

Fasulye salatası

İçindekiler

1 kutu kırmızı barbunya fasulyesi, yıkanmış ve süzülmüş

1 kutu nohut veya nohut, yıkanmış ve süzülmüş

1 kutu yeşil fasulye

1 kutu mumsu fasulye, süzülmüş

¼ bardak Julienne yeşil biber

8 adet yeşil soğan, dilimlenmiş

½ su bardağı elma sirkesi

¼ fincan kanola yağı

¾ su bardağı şeker

½ çay kaşığı. Tuz

Yöntem

Fasulyeleri büyük bir kapta karıştırın. Fasulyeye yeşil biber ve soğan ekleyin.

Kapalı bir kavanozda, pürüzsüz bir salata sosu oluşturmak için elma sirkesi, şeker, yağ ve tuzu birlikte çırpın. Şekerin pansuman içinde tamamen çözülmesine izin verin. Fasulye karışımını üzerine dökün ve iyice karıştırın.

Karışımı örtün ve gece boyunca soğutun.

Eğlence!

Sarımsaklı Pancar Salatası

İçindekiler

6 adet haşlanmış pancar, soyulmuş ve dilimlenmiş

3 yemek kaşığı Zeytin yağı

2 yemek kaşığı. kırmızı şarap sirkesi

2 diş sarımsak

tatmak için tuz

Yeşil soğan dilimleri, biraz garnitür için

Yöntem

Tüm malzemeleri bir kapta birleştirin ve iyice karıştırın. Hemen servis yapın.

Eğlence!

Mısır Turşusu

İçindekiler

1 su bardağı donmuş mısır

2 yeşil soğan, ince dilimlenmiş

1 yemek kaşığı. doğranmış yeşil biber

1 yaprak marul, isteğe bağlı

¼ fincan mayonez

2 yemek kaşığı. Limon suyu

vs. Öğütülmüş hardal

vs. Şeker

1 ila 2 tutam taze çekilmiş biber

Yöntem

Büyük bir kapta mayonezi limon suyu, hardal tozu ve şekerle karıştırın. Pürüzsüz olana kadar iyice çırpın. Mayonez için mısır, yeşil biber, soğan ekleyin. Karışımı tuz ve karabiberle tatlandırın. Üzerini örtün ve bir gece veya en az 4-5 saat buzdolabında soğutun. Servis yapmadan önce tabağa marul koyun ve üzerine salatayı yerleştirin.

Eğlence!

bezelye salatası

İçindekiler

8 dilim pastırma

1 paket dondurulmuş bezelye, çözülmüş ve süzülmüş

½ su bardağı kıyılmış kereviz

½ su bardağı kıyılmış yeşil soğan

2/3 su bardağı ekşi krema

1 su bardağı kıyılmış kaju

Tatmak için biber ve tuz

Yöntem

Pastırmayı büyük bir tencereye koyun ve orta ila orta-yüksek ateşte her iki tarafı da kızarana kadar pişirin. Fazla yağı bir kağıt havluyla boşaltın ve pastırmayı ufalayın. Kenarda tut. Orta kasede kereviz, bezelye, yeşil soğan ve ekşi kremayı birleştirin. Nazik bir el ile iyice karıştırın. Servis yapmadan hemen önce kaju fıstığını ve pastırmayı salataya ekleyin. Hemen servis yapın.

Eğlence!

şalgam salatası

İçindekiler

¼ fincan tatlı kırmızı biber, doğranmış

4 su bardağı rendelenmiş soyulmuş şalgam

¼ fincan yeşil soğan

¼ fincan mayonez

1 yemek kaşığı. sirke

2 yemek kaşığı. Şeker

vs. Biber

vs. Tuz

Yöntem

Bir kase al. Kırmızıbiberi, soğanı ekleyip karıştırın. Sosu hazırlamak için başka bir kase alın. Mayonez, sirke, şeker, tuz ve karabiberi birleştirip iyice çırpın. Karışımı sebzelerin üzerine dökün ve iyice karıştırın. Şalgamları bir kaseye alın bu karışımı şalgamlara ekleyin ve iyice karıştırın. Sebzeyi gece boyunca veya birkaç saat soğutun. Daha fazla marine, daha fazla lezzet içerecektir. Taze olarak servis yapın.

Eğlence!

Elma ve avokado salatası

İçindekiler

1 demet genç sürgün

¼ fincan kırmızı soğan, doğranmış

½ su bardağı kıyılmış ceviz

1/3 su bardağı ufalanmış mavi peynir

2 yemek kaşığı. Limon kabuğu rendesi

1 elma, soyulmuş, özlü ve dilimlenmiş

1 avokado, soyulmuş, çekirdeksiz ve doğranmış

4 mandalina, sıkılmış

½ limon, sıkılmış

1 diş kıyılmış sarımsak

2 yemek kaşığı. Zeytinyağı Tatlandırmak için tuz

Yöntem

Filiz, ceviz, kırmızı soğan, mavi peynir ve limon kabuğu rendesini bir kapta karıştırın. Karışımı iyice karıştırın. Mandalina suyu, limon kabuğu rendesi, limon suyu, kıyılmış sarımsak, zeytinyağını iyice çırpın. Karışımı tuzla tatlandırın. Salatanın üzerine dökün ve fırlatın. Elmayı ve avokadoyu kaseye ekleyin ve salatayı servis etmeden hemen önce atın.

Eğlence!

Mısır Salatası, Fasulye, Soğan

İçindekiler

1 kutu tam tahıllı mısır, yıkanmış ve süzülmüş

1 kutu yıkanmış ve süzülmüş bezelye

1 kutu yeşil fasulye, süzülmüş

1 kavanoz Pimientos, süzülmüş

1 su bardağı ince kıyılmış kereviz

1 soğan, ince kıyılmış

1 yeşil dolmalık biber, ince doğranmış

1 su bardağı şeker

½ su bardağı elma sirkesi

½ su bardağı kanola yağı

1 Ç. Tuz

½ çay kaşığı. Biber

Yöntem

Büyük bir salata kasesi alın ve soğan, yeşil biber ve kerevizi karıştırın. Kenarda tut. Bir tencereye alıp sirke, yağ, şeker, tuz ve karabiberi dökün ve kaynatın. Ateşten alın ve karışımı soğumaya bırakın. Sebzelerin üzerine gezdirin ve sebzeleri eşit şekilde kaplamak için iyice fırlatın. Birkaç saat veya gece boyunca soğutun. Soğutulmuş olarak servis edilir.

Eğlence!

İtalyan sebze salatası

İçindekiler

1 kutu enginar kalbi, süzülmüş ve dörde bölünmüş

5 su bardağı marul, durulanmış, kurutulmuş ve doğranmış

1 kırmızı dolmalık biber, şeritler halinde kesilmiş

1 havuç 1 kırmızı soğan, ince dilimlenmiş

¼ su bardağı siyah zeytin

¼ su bardağı yeşil zeytin

½ Salatalık

2 yemek kaşığı. rendelenmiş romano peyniri

1 Ç. Kıyılmış taze kekik

½ su bardağı kanola yağı

1/3 su bardağı tarhun sirkesi

1 yemek kaşığı. Beyaz şeker

½ çay kaşığı. Kuru hardal

2 diş kıyılmış sarımsak

Yöntem

Hava geçirmez kapaklı orta boy bir kap alın. Kanola yağı, sirke, kuru hardal, şeker, kekik ve sarımsağı dökün. Kabı kapatın ve pürüzsüz bir karışım oluşturmak için kuvvetlice çırpın. Karışımı bir kaseye aktarın ve enginar kalplerini içine yerleştirin. Gece boyunca soğutun ve marine edin. Büyük bir kase alın ve marul, havuç, kırmızı biber, kırmızı soğan, zeytin, salatalık ve peyniri birlikte karıştırın. Yavaşça karıştırın. Tatlandırmak için tuz ve karabiber ekleyin. Enginarlarla karıştırın. Dört saat marine etmeye bırakın. Taze olarak servis yapın.

Eğlence!

Deniz mahsüllü makarna salatası

İçindekiler

1 paket üç renkli makarna

3 sap kereviz

1 pound taklit yengeç eti

1 su bardağı donmuş yeşil bezelye

1 su bardağı mayonez

½ yemek kaşığı Beyaz şeker

2 yemek kaşığı. Beyaz sirke

3 yemek kaşığı süt

1 Ç. tuz

vs. öğütülmüş karabiber

Yöntem

Büyük bir tencerede tuzlu suyu kaynatın, makarnayı ekleyin ve 10 dakika pişirin. Makarna kaynadığında yeşil bezelye ve yengeç etini ekleyin. Büyük bir kapta, belirtilen diğer malzemeleri birleştirin ve bir süre bekletin. Bezelye, yengeç eti ve makarnayı birleştirin. Hemen servis yapın.

Eğlence!

Izgara Sebze Salatası

İçindekiler

1 pound taze kuşkonmaz, kesilmiş

2 kabak, uzunlamasına ikiye bölünmüş ve uçları kesilmiş

2 sarı kabak

1 büyük kırmızı soğan dilimlenmiş

2 adet kırmızı dolmalık biber, ikiye bölünmüş ve çekirdekleri çıkarılmış.

½ su bardağı sızma zeytinyağı

¼ bardak kırmızı şarap sirkesi

1 yemek kaşığı. Dijon hardalı

1 diş kıyılmış sarımsak

Tatmak için tuz ve öğütülmüş karabiber

Yöntem

Sebzeleri 15 dakika ısıtıp ızgara yapın, ardından sebzeleri ızgaradan çıkarın ve küçük parçalar halinde kesin. Diğer malzemeleri ekleyin ve tüm baharatların iyice karışması için salatayı atın. Hemen servis yapın.

Eğlence!

Lezzetli yaz mısır salatası

İçindekiler

6 koçan mısır, kabuklu ve tamamen temizlenmiş

3 büyük ezilmiş domates

1 büyük doğranmış soğan

¼ fincan kıyılmış taze fesleğen

¼ su bardağı zeytinyağı

2 yemek kaşığı. Beyaz sirke

Tuz ve biber

Yöntem

Geniş bir tencereye su ve tuz koyup kaynatın. Mısırı bu kaynar suda pişirin, ardından listelenen tüm malzemeleri ekleyin. Karışımı iyice karıştırın ve soğutun. Taze olarak servis yapın.

Eğlence!!

Karamelli çıtır bezelye salatası

İçindekiler

8 dilim pastırma

1 paket dondurulmuş kuru bezelye

½ su bardağı kıyılmış kereviz

½ su bardağı kıyılmış yeşil soğan

2/3 su bardağı ekşi krema

1 su bardağı kıyılmış kaju

Zevkinize göre tuz ve karabiber

Yöntem

Pastırmayı bir tavada orta ateşte kızarana kadar pişirin. Kaju hariç diğer malzemeleri bir kapta karıştırın. Son olarak pastırma ve kajuları karışıma ekleyin. İyice karıştırın ve hemen servis yapın.

Eğlence!

siyah fasulye sihirli salata

İçindekiler

1 kutu siyah fasulye, durulanmış ve süzülmüş

2 kutu kurutulmuş mısır taneleri

8 doğranmış yeşil soğan

2 jalapeno biber, tohumlanmış ve kıyılmış

1 doğranmış yeşil biber

1 avokado soyulmuş, çekirdekleri çıkarılmış ve doğranmış.

1 kavanoz biber

3 adet domates, çekirdekleri çıkarılmış ve doğranmış

1 su bardağı kıyılmış taze kişniş

1 limon suyu

½ su bardağı İtalyan sosu

½ çay kaşığı. sarımsak tuzu

Yöntem

Büyük bir kase alın ve içine tüm malzemeleri koyun. İyice karışmaları için iyice karıştırın. Hemen servis yapın.

Eğlence!

Lezzetli Yunan Salatası

İçindekiler

3 büyük olgun domates, doğranmış

2 soyulmuş ve doğranmış salatalık

1 küçük kırmızı soğan doğranmış

¼ su bardağı zeytinyağı

4 yemek kaşığı limon suyu

½ çay kaşığı. kurutulmuş kekik

Tatmak için biber ve tuz

1 su bardağı ufalanmış beyaz peynir

6 Yunan siyah zeytin, çekirdeksiz ve dilimlenmiş

Yöntem

Orta boy bir kaba alıp domates, salatalık ve soğanı güzelce karıştırın ve bu karışımı beş dakika bekletin. Karışımın üzerine yağ, limon suyu, kekik, tuz, karabiber, beyaz peynir ve zeytin serpin. Karıştırın ve hemen servis yapın.

Eğlence!!

Harika Tay Salatalık Salatası

İçindekiler

¼ inç dilimler halinde kesilmesi ve tohumları çıkarılması gereken 3 büyük soyulmuş salatalık

1 yemek kaşığı. tuz

½ su bardağı beyaz şeker

½ su bardağı pirinç şarabı sirkesi

2 adet doğranmış jalapeno biber

¼ fincan kıyılmış kişniş

½ su bardağı kıyılmış fıstık

Yöntem

Tüm malzemeleri büyük bir karıştırma kabında birleştirin ve iyice karıştırın.

Tatmak için baharatlayın ve soğutulmuş olarak servis yapın.

Eğlence!

Protein açısından zengin fesleğenli domates salatası

İçindekiler

4 büyük olgun domates, dilimlenmiş

1 pound dilimlenmiş taze mozzarella peyniri

1/3 su bardağı taze fesleğen

3 yemek kaşığı sızma zeytinyağı

Kaliteli Deniz tuzu

taze çekilmiş karabiber

Yöntem

Bir tabakta, domates ve mozzarella dilimlerini değiştirin ve üst üste bindirin.

Son olarak üzerine biraz zeytinyağı, ince deniz tuzu ve karabiber gezdirin.

Soğuyunca fesleğen yapraklarıyla süsleyerek servis yapın.

Eğlence!

Hızlı Salatalık Avokado Salatası

İçindekiler

2 orta boy salatalık, küp doğranmış

2 avokado küpü

4 yemek kaşığı kıyılmış taze kişniş

1 diş kıyılmış sarımsak

2 yemek kaşığı. doğranmış yeşil soğan

vs. tuz

Karabiber

¼ büyük limon

1 kireç

Yöntem

Salatalıkları alın, avokado ve kişniş iyice karıştırın. Son olarak biber, limon, misket limonu, soğan ve sarımsağı ekleyin. İyice karıştırın. Hemen servis yapın.

Eğlence!

Orzo ve beyaz peynirli ağız sulandıran domates salatası

İçindekiler

1 su bardağı pişmemiş orzo makarna

¼ su bardağı çekirdeği çıkarılmış yeşil zeytin

1 su bardağı doğranmış beyaz peynir

3 yemek kaşığı Doğranmış Taze Presley

1 doğranmış olgun domates

¼ su bardağı sızma zeytinyağı

¼ bardak limon suyu

Tuz ve biber

Yöntem

Orzoyu üreticinin talimatlarına göre pişirin. Bir kase alın ve orzo, zeytin, maydanoz, dereotu ve domatesi iyice karıştırın. Son olarak tuz, karabiber koyun ve üzerine beyaz peynir ekleyin. Hemen servis yapın.

Eğlence!

İngiliz salatalık ve domates salatası

İçindekiler

8 adet roma veya erik domates

1 İngiliz salatalık, soyulmuş ve küp şeklinde doğranmış

1 su bardağı jicama, soyulmuş ve ince doğranmış

1 küçük sarı dolmalık biber

½ fincan kırmızı soğan, doğranmış

3 yemek kaşığı Limon suyu

3 yemek kaşığı sızma zeytinyağı

1 yemek kaşığı. Kurutulmuş maydanoz

1-2 tutam biber

Yöntem

Bir kasede domates, dolmalık biber, salatalık, jicama ve kırmızı soğanı birleştirin. İyice karıştırın. Zeytinyağı, limon suyu dökün ve karışımı kaplayın. Maydanoz serpin ve karıştırın. Tuz ve karabiberle tatlandırın. Hemen servis yapın veya soğutun.

Eğlence!

babaannenin patlıcan salatası

İçindekiler

1 patlıcan

4 domates, doğranmış

3 yumurta, haşlanmış, küp küp doğranmış

1 soğan, ince kıyılmış

½ fincan Fransız sosu

½ çay kaşığı. Biber

Tuz, baharat için, isteğe bağlı

Yöntem

Patlıcanı yıkayın ve uzunlamasına ortadan ikiye kesin. Bir fırın tepsisi alın ve zeytinyağı ile yağlayın. Yağlanmış graten kabına patlıcanları kesik tarafları alta gelecek şekilde dizin. 350 derece F'de 30-40 dakika pişirin. Çıkarın ve soğumaya bırakın. Patlıcanı soyun. Onları küçük küpler halinde kesin. Büyük bir kase alın ve patlıcanları içine aktarın. Soğan, domates, yumurta, sos, biber ve tuzu ekleyin. İyice karıştırın. En az 1 saat buzdolabında dondurup servis yapın.

Eğlence!

Havuç, domuz pastırması ve brokoli salatası

İçindekiler

2 baş taze brokoli, doğranmış

½ pound domuz pastırması

1 demet yeşil soğan, doğranmış

½ su bardağı rendelenmiş havuç

½ fincan kuru üzüm, isteğe bağlı

1 su bardağı mayonez

½ su bardağı damıtılmış beyaz sirke

1-2 tutam biber

tatmak için tuz

Yöntem

Pastırmayı büyük, derin bir tavada orta-yüksek ateşte kızarana kadar pişirin. Süzün ve parçalayın. Brokoli, yeşil soğan, havuç ve pastırmayı geniş bir kapta birleştirin. Tuz ve karabiber ekleyin. İyice karıştırın. Küçük bir kap veya kase alın ve mayonez ve sirke koyup çırpın. Pansumanı sebze karışımına aktarın. Nazik bir el ile sebzeleri kaplayın. En az 1 saat buzdolabında dinlendirip servis yapın.

Eğlence!

Ekşi krema ile salatalık ve domates salatası

İçindekiler

3-4 salatalık, soyulmuş ve dilimlenmiş

Süslemek için isteğe bağlı 2 marul yaprağı

5-7 dilim domates,

1 soğan, ince halkalar halinde dilimlenmiş

1 yemek kaşığı. Doğranmış Frenk soğanı

½ su bardağı ekşi krema

2 yemek kaşığı. Beyaz sirke

½ çay kaşığı. dereotu tohumu

vs. Biber

bir tutam şeker

1 Ç. Tuz

Yöntem

Salatalık dilimlerini bir kaseye koyun ve üzerine tuz serpin. Buzdolabında 3-4 saat marine etmeye bırakın. Salatalığı çıkarın ve yıkayın. Tüm sıvıyı boşaltın ve büyük bir salata kasesine aktarın. Soğanı ekleyin ve bir kenara koyun.

Küçük bir kase alın ve sirke, ekşi krema, frenk soğanı, dereotu tohumları, biber ve şekeri karıştırın. Karışımı çırpın ve salatalık karışımının üzerine dökün. Yavaşça karıştırın. Tabağa marul ve domatesle güzelce dizin. Hemen servis yapın.

Eğlence!

Domates tortellini salatası

İçindekiler

1 pound gökkuşağı tortellini makarna

3 erik domates, ikiye bölünmüş

3 ons sert salam, doğranmış

2/3 su bardağı dilimlenmiş kereviz

¼ su bardağı dilimlenmiş siyah zeytin

½ su bardağı kırmızı dolmalık biber

1 yemek kaşığı. Kırmızı soğan, doğranmış

1 yemek kaşığı. salça

1 diş kıyılmış sarımsak

3 yemek kaşığı kırmızı şarap sirkesi

3 yemek kaşığı Balzamik sirke

2 yemek kaşığı. Dijon hardalı

1 Ç. Canım

1/3 su bardağı zeytinyağı

1/3 su bardağı bitkisel yağ

¾ su bardağı rendelenmiş provolon peyniri

¼ su bardağı kıyılmış taze maydanoz

1 Ç. Kıyılmış taze biberiye

1 yemek kaşığı. Limon suyu

Tat vermek için biber ve tuz

Yöntem

Makarnayı paketin üzerindeki talimatlara göre pişirin. Soğuk su dökün ve boşaltın. Kenarda tut. Bir piliç kullanarak, domatesleri kabukları kısmen kararana kadar ızgara yapın. Şimdi domatesi karıştırıcıya koyun. Salça, sirke, sarımsak, bal ve hardalı ekleyip tekrar karıştırın. Yavaş yavaş zeytinyağı ve bitkisel yağ ekleyin ve pürüzsüz olana kadar karıştırın. Tuz ve karabiber ekleyin. Makarnayı tüm sebzeler, otlar, salam ve limon suyu ile bir kapta karıştırın. Vinaigrette dökün ve iyice karıştırın. Sert.

Eğlence!

Mayonez sosunda brokoli ve domuz pastırması

İçindekiler

1 demet brokoli, çiçeklerine ayrılmış

½ küçük kırmızı soğan, ince kıyılmış

1 su bardağı rendelenmiş mozzarella peyniri

8 dilim domuz pastırması, pişmiş ve ufalanmış

½ su bardağı mayonez

1 yemek kaşığı. beyaz şarap sirkesi

¼ bardak) şeker

Yöntem

Brokoliyi, pişmiş pastırmayı, soğanı ve peyniri geniş bir kaseye alın. Nazik bir el ile karıştırın. Örtün ve bir kenara koyun. Küçük bir kapta mayonez, sirke ve şekeri birleştirin. Şeker eriyene ve pürüzsüz bir karışım oluşturana kadar sürekli çırpın. Sosu brokoli karışımının üzerine dökün ve eşit şekilde kaplayın.

Hemen servis yapın.

Eğlence!

Salatalık kremalı tavuk salatası

İçindekiler

2 kutu tavuk parçaları, suyu süzülmüş

1 su bardağı yeşil çekirdeksiz üzüm, ikiye bölünmüş

½ su bardağı kıyılmış ceviz veya badem

½ su bardağı kıyılmış kereviz

1 kutu mandalina, süzülmüş

¾ su bardağı kremalı salatalık sosu

Yöntem

Büyük, derin bir salata kasesi alın. İsteğe göre tavuk, kereviz, üzüm, portakal ve cevizleri veya bademleri aktarın. Yavaşça karıştırın. Salatalık sosu ekleyin.

Tavuk ve sebze karışımını kremalı sos ile eşit şekilde atın. Hemen servis yapın.

Eğlence!

Yaban turpu soslu sebzeler

İçindekiler

¾ su bardağı karnabahar çiçeği

salatalık kabı

¼ fincan doğranmış tohumlanmış domates

2 yemek kaşığı. dilimlenmiş turp

1 yemek kaşığı. Dilimlenmiş yeşil soğan

2 yemek kaşığı. Doğranmış kereviz

¼ bardak Amerikan peyniri, küp şeklinde doğranmış

Trene:

2 yemek kaşığı. mayonez

1-2 yemek kaşığı. Şeker

1 yemek kaşığı. hazırlanmış yaban turpu

1/8 çay kaşığı Biber

vs. Tuz

Yöntem

Karnabahar, salatalık, domates, kereviz, turp, yeşil soğan ve peyniri geniş bir kapta karıştırın. Kenarda tut. Küçük bir kase al. Mayonez, şeker ve yaban turpu şeker eriyene ve pürüzsüz bir karışım oluşturana kadar karıştırın. Sosu sebzelerin üzerine dökün ve iyice karıştırın. 1-2 saat buzdolabında bekletin.

Taze olarak servis yapın.

Eğlence!

Tatlı bezelye ve makarna salatası

İçindekiler

1 su bardağı makarna

2 su bardağı donmuş yeşil bezelye

3 yumurta

3 yeşil soğan, doğranmış

2 kereviz sapı, doğranmış

¼ fincan ahır sosu

1 Ç. Beyaz şeker

2 yemek kaşığı. beyaz şarap sirkesi

2 tatlı turşu

1 su bardağı rendelenmiş çedar peyniri

¼ taze çekilmiş karabiber

Yöntem

Makarnayı kaynar suda haşlayın. Üzerine bir tutam tuz ekleyin. Bittiğinde, soğuk suyla durulayın ve boşaltın. Bir tencere alın ve soğuk suyla doldurun. Yumurtaları ekleyin ve kaynatın. Ateşten alın ve örtün. Yumurtaları ılık suda 10-15 dakika bekletin. Yumurtaları ılık sudan çıkarın ve soğumaya bırakın. Kabuğu soyun ve doğrayın. Küçük bir kase alın ve sos, sirke ve şekeri birleştirin. İyice çırpın ve tuz ve taze çekilmiş karabiber ekleyin. Makarna, yumurta, sebze ve peyniri birleştirin. Sosu dökün ve karıştırın. Taze olarak servis yapın.

Eğlence!

renkli biber salatası

İçindekiler

1 yeşil dolmalık biber, jülyen doğranmış

1 tatlı sarı dolmalık biber, jülyen doğranmış

1 tatlı kırmızı dolmalık biber, jülyen doğranmış

1 adet jülyen doğranmış mor dolmalık biber

1 kırmızı soğan, jülyen doğranmış

1/3 su bardağı sirke

¼ fincan kanola yağı

1 yemek kaşığı. Şeker

1 yemek kaşığı. kıyılmış taze fesleğen

vs. Tuz

bir tutam biber

Yöntem

Büyük bir kase alın ve tüm biberleri birleştirin ve iyice karıştırın. Soğanı ekleyin ve tekrar karıştırın. Başka bir kap alın ve kalan malzemeleri birleştirin ve karışımı kuvvetlice çırpın. Sosu biber ve soğan karışımı üzerine dökün. Sebzeleri kaplamak için iyice karıştırın. Karışımı örtün ve gece boyunca buzdolabına koyun. Taze olarak servis yapın.

Eğlence!

Tavuk salatası, kuru domates ve peynirli çam fıstığı

İçindekiler

1 somun İtalyan ekmeği, küpler halinde kesilmiş

8 ızgara tavuk şerit

½ su bardağı çam fıstığı

1 su bardağı güneşte kurutulmuş domates

1/2 inç parçalar halinde kesilmiş 4 yeşil soğan

2 paket karışık yeşil salata

3 yemek kaşığı sızma zeytinyağı

½ çay kaşığı. Tuz

½ çay kaşığı. taze çekilmiş karabiber

1 Ç. sarımsak tozu

8 ons beyaz peynir, ufalanmış

1 su bardağı balzamik sirke

Yöntem

İtalyan ekmeği ve zeytinyağını karıştırın. Tuz, sarımsak tozu ve tuzla tatlandırın. Karışımı, yağlanmış 9x13 inçlik fırın tepsisine tek bir tabaka halinde kaşıklayın. Önceden ısıtılmış ızgaraya koyun ve kahverengileşip kömürleşene kadar ızgara yapın. Çıkarın ve soğumaya bırakın. Bir fırın tepsisine çam fıstığını sıralayın ve ızgara fırının alt rafına yerleştirin ve iyice kızartın. Küçük bir kaseye sıcak su alın ve güneşte kurutulmuş domatesleri yumuşayana kadar ıslatın. Domatesleri dilimleyin. Bir salata kasesinde tüm yeşil sebzeleri birleştirin; domates, çam fıstığı, kruton ekmek, ızgara tavuk, sos ve peynir ekleyin. İyice karıştırın. Sert.

Eğlence!

Mozzarella ve domates salatası

İçindekiler

¼ bardak kırmızı şarap sirkesi

1 diş kıyılmış sarımsak

2/3 su bardağı zeytinyağı

1 pint çeri domates, ikiye bölünmüş

1 ½ su bardağı küp doğranmış yağsız mozzarella peyniri

¼ bardak doğranmış soğan

3 yemek kaşığı kıyılmış taze fesleğen

zevkinize biber

½ çay kaşığı. Tuz

Yöntem

Küçük bir kase al. Sirke, kıyılmış sarımsak, tuz ve karabiberi ekleyip tuz eriyene kadar karıştırın. Yağı ekleyin ve karışımı pürüzsüz olana kadar çırpın.

Büyük bir kapta domates, peynir, soğan, fesleğen ekleyin ve hassas bir el ile karıştırın. Sosu ekleyin ve iyice karıştırın. Kasenin üzerini kapatıp 1-2 saat buzdolabına koyun. Ara sıra karıştır. Taze olarak servis yapın.

Eğlence!

Baharatlı kabak salatası

İçindekiler

1 ½ yemek kaşığı. Susam taneleri

¼ su bardağı tavuk suyu

3 yemek kaşığı miso ezmesi

2 yemek kaşığı. Soya sosu

1 yemek kaşığı. pirinç sirkesi

1 yemek kaşığı. Misket limonu suyu

½ çay kaşığı. Tay biber sosu

2 yemek kaşığı. esmer şeker

½ su bardağı kıyılmış yeşil soğan

¼ fincan kıyılmış kişniş

6 kabak, jülyen doğranmış

2 yaprak Nori, ince dilimler halinde kesilmiş

2 yemek kaşığı. file badem

Yöntem

Susam tohumlarını bir tencereye koyun ve orta ateşte koyun. 5 dakika pişirin. Sürekli karıştırın. Hafifçe ızgara yapın. Tavuk suyu, soya sosu, miso ezmesi, pirinç sirkesi, misket limonu suyu, esmer şeker, kırmızı biber sosu, yeşil soğan ve kişnişi bir kasede birleştirin ve çırpın. Büyük bir salata kasesine, kabağı ve sosu eşit şekilde kaplayacak şekilde atın. Kabağı kavrulmuş susam, badem ve nori ile süsleyin. Hemen servis yapın.

Eğlence!

Domates ve kuşkonmaz salatası

İçindekiler

1 pound taze kuşkonmaz, 1 inçlik parçalar halinde kesilmiş

4 domates, dörde bölünmüş

3 bardak taze mantar, dilimlenmiş

1 yeşil dolmalık biber, jülyen doğranmış

¼ fincan bitkisel yağ

2 yemek kaşığı. Elma sirkesi

1 diş kıyılmış sarımsak

1 Ç. kurutulmuş tarhun

vs. Acı sos

vs. Tuz

vs. Biber

Yöntem

Bir tencereye az miktarda su alın ve içindeki kuşkonmazı çıtır çıtır ve yumuşayana kadar yaklaşık 4 ila 5 dakika pişirin. Süzün ve kenarda bekletin.

Büyük bir salata kasesinde mantarları domates ve yeşil biberle karıştırın.

Diğer kalan malzemeleri başka bir kapta karıştırın. Sebze karışımını sos ile atın. İyice karıştırın, üzerini kapatın ve buzdolabında 2 ila 3 saat bekletin.

Sert.

Eğlence!

Nane, soğan ve domates ile salatalık salatası

İçindekiler

2 salatalık, uzunlamasına ikiye bölünmüş, çekirdekleri çıkarılmış ve dilimlenmiş

2/3 su bardağı iri kıyılmış kırmızı soğan

3 adet domates, çekirdekleri çıkarılmış ve iri doğranmış

½ su bardağı kıyılmış taze nane yaprağı

1/3 su bardağı kırmızı şarap sirkesi

1 yemek kaşığı. kalorisiz granül tatlandırıcı

1 Ç. Tuz

3 yemek kaşığı Zeytin yağı

bir tutam biber

tatmak için tuz

Yöntem

Büyük bir kapta salatalık, toz tatlandırıcı, sirke ve tuzu birleştirin. Bırakın ıslansın. Marine olması için en az 1 saat oda sıcaklığında bekletilmelidir. Karışımı ara sıra karıştırın. İçine domatesleri, soğanı, doğranmış taze naneyi koyun. İyice karıştırın. Yağı salatalık karışımına ekleyin. Eşit şekilde kaplamak için atın. Damak zevkinize göre tuz ve karabiber ekleyin. Taze olarak servis yapın.

Eğlence!

Adas Salataları

(mercimek salatası)

İçindekiler:

2 bardak mercimek, temizlenmiş

4 su bardağı su

¼ su bardağı zeytinyağı

1 soğan, dilimlenmiş

2-3 diş sarımsak, dilimlenmiş

2 yemek kaşığı. Kimyon tozu

1-2 limon, sadece suyu

1 demet maydanoz, dilimlenmiş

Tatmak için tuz ve takviye

2 domates, dörde bölünmüş (isteğe bağlı)

2 yumurta, haşlanmış ve dörde bölünmüş (isteğe bağlı)

İsteğe göre siyah zeytin

¼ fincan beyaz peynir, isteğe bağlı, ufalanmış veya dilimlenmiş

Yöntem

Büyük bir tencereye fasulye ve su ekleyin ve orta-yüksek ateşte kaynatın. Isıyı düşürün, sabitleyin ve hazır olana kadar hazırlayın. Fazla pişirmeyin. Süzün ve soğuk suda yıkayın. Zeytinyağını bir sote tavasında orta ateşte ısıtın. Kırmızı soğanı ekleyin ve şeffaflaşana kadar soteleyin. Sarımsak dişlerini ve kimyonu ekleyip 1 veya 2 dakika daha soteleyin. Fasulyeleri geniş bir tabağa koyun ve kırmızı soğan, domates ve yumurtaları ekleyin. Limon suyu, maydanoz, kabartma tozu ve tuzu ilave edip karıştırın. Soğuyunca üzerine peynir serperek servis yapın.

Eğlence!

Ayvar

İçindekiler:

3 orta boy patlıcan, uzunlamasına ikiye bölünmüş

6-8 kırmızı biber

½ su bardağı zeytinyağı

3 yemek kaşığı Taze, temiz sirke veya portakal suyu

2-3 diş sarımsak, dilimlenmiş

Tatmak için tuz ve takviye

Yöntem

Fırını önceden 475 derece F'ye ısıtın. Patlıcanı kesik tarafı aşağı gelecek şekilde dikkatlice yağlanmış bir fırın tepsisine yerleştirin ve stiller kömürleşene ve patlıcan sertleşene kadar yaklaşık 20 dakika pişirin. Büyük bir tabağa alın ve birkaç dakika buharlaşması için üzerini kapatın. Biberleri fırın tepsisine yerleştirin ve çevirerek, kabukları kızarana ve biberler yumuşayana kadar yaklaşık 20 dakika daha pişirin. Başka bir tabağa alın ve birkaç dakika buharlaşması için üzerini kapatın. Temiz sebzeler soğuduktan sonra, patlıcanın posasını büyük bir tabak veya karıştırıcıda çıkarın ve kalan parçaları atın. Biberleri kesin ve patlıcanlara ekleyin. Patlıcanları ve biberleri pürüzsüz ama yine de biraz kaba olana kadar ezmek için bir patates ezici kullanın. Bir mikser kullanıyorsanız, bunun yerine kombinasyonu istenen yapıya getirin.

Eğlence!

bakdoonsiyyeh

İçindekiler:

2 demet İtalyan maydanozu, dilimlenmiş

¾ su bardağı tahin

¼ bardak limon suyu

tatmak için tuz

su

Yöntem

Tahin, taze sıkılmış portakal suyu ve tuzu bir karıştırma kabında pürüzsüz olana kadar çırpın. Bir yemek kaşığı ekleyin. veya yoğun bir pansuman yapmak için gerektiği kadar iki su. İstediğiniz gibi baharatlayın. Kıyılmış maydanozu ekleyin ve karıştırın. Hemen servis yapın.

Eğlence!

Neden Rellena

İçindekiler:

Yukon'dan 2 pound altın sarısı kereviz

½ su bardağı sıvı yağ

¼ fincan taze, temiz misket limonu veya portakal suyu

2-3 şili amarillos, isteğe bağlı

Tatmak için tuz ve takviye

2 bardak doldurma

2-3 haşlanmış yumurta, dilimlenmiş

6-8 adet çekirdeksiz siyah zeytin

Yöntem:

Kerevizi tuzlu su dolu büyük bir tencereye koyun. Kaynatın ve kerevizi yumuşayana ve hazır olana kadar pişirin. Kenara koyun. Kerevizi patates eziciden geçirin veya pürüzsüz olana kadar patates ezici ile ezin. Yağı karıştırın, (varsa), mineral kalsiyumu veya taze yüklenmiş portakal suyunu ve tuzu tadın. Bir lazanya tabağını sıralayın. Tabağın dibine %50 kereviz yayın ve pürüzsüz hale getirin. En sevdiğiniz iç harcı aynı şekilde kerevizin üzerine yayın. Kalan kerevizi de aynı şekilde iç harcın üzerine yayın. Nedensel yemeğin üstüne baş aşağı bir sunum tabağı koyun. Her iki elinizle, kabı ve tabağı ters çevirin, causa'nın tabağın üzerine düşmesine izin verin. Üzerini haşlanmış yumurta ve zeytinlerle süsleyin ve istenirse, baharat. Bölümlere ayırın ve sağlayın.

Eğlence!

kürtido

İçindekiler:

½ lahana başı

1 havuç, soyulmuş ve rendelenmiş

1 su bardağı fasulye

4 su bardağı kaynar su

3 dilimlenmiş yeşil soğan

½ su bardağı beyaz elma sirkesi

½ su bardağı su

1 jalapeno veya serrano biber takviyesi

½ çay kaşığı. Tuz

Yöntem

Sebzeleri ve fasulyeleri ısıya dayanıklı büyük bir kaba koyun. Sebzeleri ve fasulyeleri kaplayacak şekilde cızırtılı suyu tencereye ekleyin ve yaklaşık 5 dakika bekletin. Bir kevgir içinde boşaltın, mümkün olduğunca fazla sıvı sıkın.

Sebzeleri ve fasulyeleri tabağa geri koyun ve diğer malzemelerle karıştırın.

Buzdolabında birkaç saat dinlenmeye bırakın. Taze olarak servis yapın.

Eğlence!

Gado Gado

İçindekiler

1 su bardağı yeşil fasulye, haşlanmış

2 havuç, soyulmuş ve dilimlenmiş

1 su bardağı yeşil fasulye, 2 inçlik ölçülerde kesilmiş, buğulanmış

2 patates, soyulmuş, haşlanmış ve dilimlenmiş

2 su bardağı marul

1 Salatalık, soyulmuş, dilimlenmiş

2-3 domates, dörde bölünmüş

2-3 haşlanmış yumurta, dörde bölünmüş

10-12 Krupuk, karidesli kraker

Fıstık sosu

Yöntem

Marul hariç tüm malzemeleri birleştirin ve iyice karıştırın. Salatayı marul yatağında servis edin.

Eğlence!

Hobak Namul

İçindekiler

3 Hobak veya kabak püresi, yarım ay şeklinde kesilmiş

2-3 diş sarımsak, kıyılmış

1 Ç. Şeker

Tuz

3 yemek kaşığı soya turşusu

2 yemek kaşığı. Kızarmış susam yağı

Yöntem

Orta-yüksek ateşte buhar için bir su kabı getirin. Ezilmiş ekleyin ve yaklaşık 1 dakika pişirin. Süzün ve soğuk suda yıkayın. Tekrar boşaltın. Tüm malzemeleri birleştirin ve iyice karıştırın. Çeşitli Japon eşlikçileri ve ana yemekle sıcak servis yapın.

Eğlence!

Horiatiki Salatası

İçindekiler

3-4 domates, çekirdekleri çıkarılmış ve doğranmış

1 salatalık, soyulmuş, çekirdekleri çıkarılmış ve doğranmış

1 kırmızı soğan, dilimlenmiş

½ su bardağı Kalamata zeytin

½ su bardağı beyaz peynir, doğranmış veya ufalanmış

½ su bardağı zeytinyağı

¼ fincan elma sirkesi

1-2 diş sarımsak, kıyılmış

1 Ç. Kekik

Tatmak için tuz ve baharat

Yöntem

Taze sebzeleri, zeytinleri ve süt ürünlerini büyük, reaktif olmayan bir tabakta birleştirin. Başka bir tabakta zeytinyağı, elma sirkesi, diş sarımsak, kekik, mevsimi karıştırın ve tuz ekleyin. Salatayı taze sebzelerle birlikte tabağa dökün ve fırlatın. Yarım saat marine etmeye bırakın ve sıcak servis yapın.

Eğlence!

Kartoffelsalat

(Alman tatlı patates salatası)

İçindekiler

2 kilo elma

¾ fincan sıcak et veya tavuk çorbası

1 soğan, doğranmış

1/3 su bardağı sıvı yağ

bir bardak sirke

2 yemek kaşığı. Kahverengi veya Dijon hardalı

1 yemek kaşığı. Şeker

Tatmak için tuz ve baharat

1-2 yemek kaşığı. Frenk soğanı veya maydanoz, kıyılmış, isteğe bağlı

Yöntem

Elmaları büyük bir tencereye koyun ve üzerlerini bir veya iki inç kaplayacak kadar su ekleyin. Orta-yüksek ateşte koyun ve kaynatın. Isıyı en aza indirin ve elmalar tamamen pişene ve bir bıçak onları kolayca delinene kadar buharda pişirmeye devam edin. Süzün ve soğumaya bırakın. Elmaları dörde bölün. Tüm malzemeleri birlikte karıştırın ve iyice karıştırın. Yemeğin tadına göre ayarlayın ve en iyi tat için 70 derecede sıcak servis yapın.

Eğlence!

Kvasenaya Kapusta Provansal

İçindekiler

2 pound lahana turşusu

1 elma, özlü ve doğranmış

1-2 Havuç, soyulmuş ve rendelenmiş

4-6 yeşil soğan, doğranmış

1-2 yemek kaşığı. Şeker

½ su bardağı zeytinyağı

Yöntem

Tüm malzemeleri büyük bir kaseye ekleyin ve iyice karıştırın. Baharatını damak tadınıza göre ayarlayın ve soğuk olarak servis edin.

Eğlence!

Waldorf Tavuk Salatası

İçindekiler:

Tuz ve biber

4,6 ila 8 ons kemiksiz, derisiz tavuk göğsü, en fazla 1 inç genişliğinde, ağır, kesilmiş

½ su bardağı mayonez

2 yemek kaşığı. limon suyu

1 Ç. Dijon hardalı

½ çay kaşığı. öğütülmüş rezene tohumları

2 kereviz kaburga kafesi, kıyılmış

1 arpacık soğan, kıyılmış

1 Granny Smith soyulmuş, çekirdeği çıkarılmış, ikiye bölünmüş ve ¼ inçlik parçalar halinde kesilmiş

1/2 su bardağı ceviz, kıyılmış

1 yemek kaşığı. dilimlenmiş taze tarhun

1 Ç. dilimlenmiş taze kekik

Yöntem

2 yemek kaşığı eritin. Bir tencerede 6 su bardağı soğuk suda tuz. Kümes hayvanlarını suya batırın. Tavayı 170 santigrat dereceye kadar ılık suda ısıtın. Isıyı kapatın ve 15 dakika bekletin. Kümes hayvanlarını kağıt havluyla kaplı bir tabağa alın. Kümes hayvanları soğuyuncaya kadar, yaklaşık yarım saat buzdolabında bekletin. Kümes soğurken mayonez, limon suyu, hardal, öğütülmüş rezene ve ¼ çay kaşığı karıştırın. güçlendiriciyi birlikte büyük bir plaka üzerinde. Tavuğu süngerle kurutun ve ½ inçlik parçalar halinde kesin. Kümes hayvanlarını mayonez karışımıyla tekrar tabağa alın. Yulaf ezmesi, arpacık soğanı, elma suyu, ceviz, tarhun ve kekiği ekleyin; karıştırmak için karıştırın. Boost ile tatlandırın ve tadına bakmak için tuz ekleyin. Sert.

Eğlence!

Zeytinli mercimek salatası, mükemmel ve beyaz peynir

İçindekiler:

1 su bardağı fasulye, toplanmış ve durulanmış

Tuz ve biber

6 su bardağı su

2 su bardağı düşük sodyumlu tavuk suyu

5 diş sarımsak, hafifçe ezilmiş ve soyulmuş

1 defne yaprağı

5 yemek kaşığı sızma zeytinyağı

3 yemek kaşığı beyaz şarap sirkesi

½ su bardağı iri dilimlenmiş Kalamata zeytin

½ fincan taze harika sonuçlar, doğranmış

1 büyük arpacık, kıyılmış

¼ fincan ufalanmış beyaz peynir

Yöntem

Fasulyeleri 4 su bardağı sıcak suda 1 yemek kaşığı ile ıslatın. İçinde tuz. İyice süzün. Bir tencerede fasulyeleri, kalan suyu, et suyunu, sarımsağı, defne yaprağını ve tuzu birleştirin ve fasulyeler yumuşayana kadar pişirin. Sarımsak ve defne yapraklarını süzün ve atın. Bir kapta, malzemelerin geri kalanıyla karıştırın ve iyice karıştırın. Biraz beyaz peynirle süsleyerek servis yapın.

Eğlence!

Tay ızgara sığır eti salatası

İçindekiler:

1 Ç. kırmızı biber

1 Ç. acı biber

1 yemek kaşığı. Beyaz pirinç

3 yemek kaşığı kalsiyum mineral suyu, 2 misket limonu

2 yemek kaşığı. balık sosu

2 yemek kaşığı. su

½ çay kaşığı. şeker

1,1 ½ pound yan un, kırpılmış

Boost tuzu ve beyaz, kaba öğütülmüş

4 arpacık soğan, ince dilimlenmiş

1 ½ bardak taze, yırtılmış mükemmel sonuçlar

1 ½ su bardağı taze kişniş yaprağı

1 Thai chili, sapları çıkarılmış ve ince yuvarlak dilimlenmiş

1 çekirdeksiz İngiliz salatalık, önyargı üzerinde 1/4 inç genişliğinde dilimlenmiş

Yöntem

Yan yemekleri yumuşayana kadar yüksek ateşte ızgara yapın. Dinlenmek için bir kenarda bekletin. Isırık büyüklüğünde parçalar halinde kesin. Bir kapta, tüm malzemeleri birleştirin ve birleştirilene kadar iyice karıştırın. Hemen servis yapın.

Eğlence!

Amerikan salatası

İçindekiler

1 küçük kırmızı lahana, kıyılmış

1 büyük havuç, rendelenmiş

1 elma, özlü ve doğranmış

En az %50 limon suyu

25 adet çekirdeksiz beyaz üzüm, dilimlenmiş

1/2 su bardağı ceviz, kıyılmış

3/4 fincan kuru üzüm, altın kuru üzüm en iyi görünüyor, ama tat için normal kuru üzümleri tercih ederim

1/2 beyaz soğan, doğranmış

4 yemek kaşığı mayonez

Yöntem

Listelenen sırayla, tüm öğeleri büyük bir tabağa ekleyin. Tüm içeriğe limon suyunu ekledikten sonra iyice karıştırın.

Eğlence!

www.ingramcontent.com/pod-product-compliance
Lightning Source LLC
Chambersburg PA
CBHW070412120526
44590CB00014B/1366